木村太仲　原著

鍼灸極秘抄

横山瑞生　序
荒木ひろし　註解

たにぐち書店

題字　横山瑞生筆

序

横山瑞生

私が鍼灸を学ぶことになり、初めて手にした鍼灸の古典は『十四経発揮』であった。すでにこの頃、東京・四谷に漢方専門の医院を開業されていた大塚敬節先生の許に、修行の身をおいていた。ある日、「この本は鍼灸を勉強するに欠かせないものだよ」といって渡して下さったのが『十四経発揮』だったのである。難しい漢字が並ぶ文章で綿々と記されてはいたが、かながふってあったので、意は充分に解されないまま、読み進んでいった。だが、何故か、次第に興奮してくることを覚えたのを、今も鮮明に思い出すことが出来る。それは序文の部分であった。一方で文意を理解しようと幾度も辞書を引いたことか。繰り返し、何回となく読みかえしたことか。ゆうに百遍は越えていたと思う。そのある一部をここに敢えて記す。曰う「……医者これを明らめ、以って鍼しつべし。以って灸しつべし。湯液を以って、これを投めつべし。向ふ所、験を取らずということなし。後世の医道明らかならず。古世聖王救世の術、多くは廃して講ぜず、鍼灸湯液の法、あるいは岐て二つとなし、あるいは参じて三つとなす。それまた最も下は、すなわち鍼行の者は百に一つ、灸行の者は十に二つ、湯液を行う者は十に九して、千万なり。そもそも多寡の相かかるなるや、ある者おもえらく、鍼は誤って効を立つ。灸はこれに次ぐ。この故に彼を業とする者は多く、此を業とする者は少きなり。ああ、果して是の若きは浅きかな……」と。

古来、書籍を公にするということは大業であるに違いない。ましてや、専門書ともなれば、なおさらのことである。その本の、あるいは著者の思考、信条が如実に表現され、衆人の批判を戴くからである。それだけに、その意気込みも察せられよう。『傷寒論』（康平本）然り。『素問・霊枢』も時代を経て、幾度となく覆刻、添加、添削されて本に成った。これらの序文、跋にも力みがみられるのは、至極当然だと言うべきであろう。

さて本書『鍼灸極秘抄』に目を転じてみよう。この本の出版は安永九年五月のことであるが、上梓計画がなされたのは数年前と思われる。序文は安永戊戌春と記されているから世に出る二年前である。木村太仲元貞は陸奥福島の人で、京都に遊学すること数年、同郷の藤晃明、金沢出身で、その後典薬大允に任じられた荻野元凱らと平安の都で交わり、相学び出版に至ったと理解できる。詳細は解説にゆずるとしたいが、これらの人々が活躍した同時代、杉田玄白、前野良沢らは明和八（一七七一）年に江戸は千住の小塚原で死刑囚の腑分けを試ているし、平賀源内、三浦梅園、本居宣長らもそれぞれの道に精進、努力していたこと思うとを興味津々である。

相前後してしまったが『鍼灸極秘抄』は、鍼灸師になった私に、大塚敬節先生から頂戴した本である。鍼灸に限りない希望を抱いて勉学していた自分にとって、得難い宝を得た心地であった。その後、間もなく、鍼灸専門学校の教壇に立つことになったが、教育現場にいて、いま一つ教育の方法、あり方に疑問と不満を持っていた。鍼灸の理論と実際に少なからず、隔りがあったからだ。森羅万象を大自然とし、人身を小宇宙と説く漢方の世界にあって、現実の生活はあまりにも歪少であった。それも医療制度の歴史を通して考えれば今はやむを得ないことだったと理解できるのだが。そうした頃、日中国交回復の気運の高まりの中で、中国医学の成果が細々と伝えられるようになった。一般のマスコミにはまだ取り上げられなかったが、幸に『中国通信』というワラ半紙に印刷された小誌を購読していた私の目に、素晴らしいニュースがとび込んできた。難聴者が、盲目者が、鍼灸療法で光を音を感知したという報道である。そして、鍼麻酔の情報である。あの時の感動は今も忘れてはいない。私はその直後、科学者、医者、中国語研修学校の校長、日中友好人士らと「中国医学研究会」世話人会を組織し、やがて全国規模の「中国医学研究会」を発足させることに成功した。

自身この会に参画したのは、鍼麻酔とか新医療法の中の新鍼療法を導入することにのみ、興味を示したのではなかった。中国の医療制度など、こうした事象、事物を創造する何たるかを学びたかったからである。そうしながらも鍼麻酔や耳鍼療法の日本に於ける最初の紹介者の一人となることができたことはタイムリーでもあり幸いであった。

現代中国の医学に学ぶ中で、中国が推進している四大条件は、今までもややもとしていた医療のあり方、考え方を払拭するに充分であった。それは次の通りである。㈠大衆に奉仕する医療であること。㈡予防を主とする。㈢中国医学と西洋医学を結合させ、新しい医療を作り出すこと。㈣医療衛生活動と大衆運動を結合させ、早く、広く、立派にその目的を達成させることである。何と輝かしいスローガンであり、制度ではないか。

三年程前、自分の本棚を整理していると、『鍼灸極秘抄』が目に留った。序文などを改めて読んでみると、医人として崇高な哲学を持って、世に接していた著者らの気持が伝わってきた。先の中国医学と照して相共通するところ大である。それは今古東西に通じる医の道である。故きを温ねて、新しきを知るとは、正にこのことだと膝をたたいた。それを谷口書店に話したら復刻しましょうかと話はとんとんと進んだ。幸いに荒木ひろし先生が本書の解題を担当することになった。日本医史学はおろか多岐に亘る解説は圧巻である。ひろし先生の岳父荒木正胤先生と我師大塚敬節先生とは長く親交があったが、これも何か不思議なえにしを感じてならない。最後に谷口書店の谷口直良氏と安井きくえさん、それにこの書の出版にたずさわった多くの方々に謝意を述べて序にかえたいと思う。

一九九〇年七月一日

目次

凡　例

一、本書は『鍼灸極秘抄』（原書は横山瑞生先生が故・大塚敬節先生から拝受されたものとし、第二部に影印覆刻）を現代標記し、註記を加えたものである。

一、原書の標記であるカタカナはひらがな、あるいは漢字まじり標記に改め、読みづらい漢字にはルビをふった。

一、序、跋は原書のくずし字を先ず諧書の漢文になおし、さらにその読みくだし文を作成して註記を附した。

一、病名、治法を述べた「秘傳の條々」は各項ごとに順次ナンバーを附し、註記は本項の末尾に段落を下げて附記した。

一、穴位を示した「兪穴解」には順次ナンバーを附し、本書に用いている穴数を示した。ただし臍中（神闕）、無名の穴などのように実際の治法の中に挙げられていながら「兪穴解」に記載のないものは右の中に含まれていない。

一、「兪穴解」の中でも部位表示のみあって附図のないもののいくつかについては、取穴と取穴関連部位を明らかにする目的から『経穴纂要』、『経穴彙解』等の図を転用して検索の便をはかった。(例えば、兪穴解の27・大杼から41・膀胱兪など)。

一、原書は影印覆刻でみるような小冊の懐袖本(ポケットブック)であるが、標記改変の際、読み易さと解り易さの両面から活字のポイントを上げ、B六判とした。

第一部　校注の部

序

河賢治なるものあり。余が為に言く、我これを故老に聞けり。徳本の病を治するや制斉（剤）[注1]を待たず、輸を刺し絡[注2]を取りて済（すく）[注3]うこと恒（つね）に多きに居るなり、と。余『梅花方』[注4]を読みて、専を異にす。脈診を斉和するを以て灸灼に至るべし、と諄諄とこれを説けり。理として以て鍼に浅きを言うこと無きなり。後に木（村）太仲、笈（きゅう）を負い[注5]、業を余に詢（と）うに遇う。其の為す所を観るに鍼術の巧（こう）は屢（しばしば）奇効を見（あら）わす。因りて其の傳うる所を叩（たた）けば[注6]、乃ち其の嚢中（のうちゅう）を探りて一小冊を取る。これを視れば則ち徳本の鍼の家書なり。これを読むに、病の法を取るや、輸は其の樞要を撮り、刺は其の浅深を審らかにし、病の證を區し、緊数を著わして運手の抄に至る。〔注7〕気息の応は悉く其の秘蘊を遺さず。其の言は簡にして記し易く、約にして理め易し。経に言く「其の要を知る者は一言にして終る」〔注8〕と。苟しくも実験にあらざれば、安くんぞ能く粋を抜き、猶おこれに法るの精在らん耶。翁の鍼術における、河生の言は果たして誣いざらんか。『梅花方』の言いて専に及ばざる、瞭然として異なれるを永釋す。然るに此の書、傳を累ぬること久しく、宛豖（沌）を錯置し、〔注9〕紛巵〔注10〕すること一つならず。太仲是れに随いてこれを正し、旁ら其の餘緒を纂ず。猶おこれ雲霧を披い、青天を観るがごときなり。何ぞ夫れ愉快ならんか。今、上木して同好とこれを共にせんと欲し、正を余に取る。其の略を書して以てこれに帰す。太仲の名は元貞、陸奥の人なり。河賢治は信濃の人、翁の外戚の裔なり。

安永戊戌[注11]春　台州　源元凱[注12]識す

〔注1〕

制剤は湯液を用いて病を証治すること。徳本の主要遺著の一つに『徳本翁十九方』がある。それによると病門を二十五章に分かち、各々の証(症)に応じた十九種の薬方の主治・服用法が整然と示されている。その極一部を例示すると「表証」の主症は「発熱悪風、上衝自汗、項強頭痛、寒熱往来、喘急無汗、悪寒身疼、咳嗽咽痛、乾嘔拘急」、主剤は発陳湯、青龍散、滎陽湯、救疝飲、客平丸、解毒丸である。発陳湯の處方は「茯苓・半夏　各四分、柴胡・桂枝・芍薬・黄芩・乾姜　各三分、蒼朮・甘草　各一分」、主治は「病人発熱上衝頭痛悪寒汗出づる者、或は胸以上に汗あるもの如くはまた腹拘痛する者或は下痢する者、或は瘧状の如く発熱嘔する者」とある。右の如く徳本の制剤による証治は極めて臨床的であり、主症状に即した証の弁別に特質がよく示されている。（解説「極秘抄の由来」の項を参照。また徳本医術の特質に関心のある方は『日本医学史』における富士川博士の説明を参照されるとよい。）右の注文は『知足齋永田先生遺稿』を参考。

〔注2〕

輸刺は腧穴（経穴）を刺鍼すること。また経外の奇穴（奇輸）に対する刺鍼を含めて輸刺・腧刺の語を用いることがある。『霊樞』官鍼第七に刺法を類別に説明した箇所があり、そこでは次の三種の輸刺が示されている。①「輸刺とは諸経の滎輸（井滎経合の類—張介賓の注）藏腧（背間の藏府腧—同上）を刺す」。②「輸刺は直入直出（刺鍼を鋭くして邪を瀉す刺法）す。鍼を稀発（久しく留める）して深く刺し、以て気盛にして熱する者を治す」。③「輸刺は直入直出す。深くこれ（鍼）を内（い）れて骨に至らしめ、以て骨痺を取る。此れ腎の應なり」。右の三種の輸刺は広狭二義の刺法を示したもので、②と③とは同法異治、自ら気息の応は異る。

ここでの輸刺は右の①を基本とするが、しかし疾病の種類によっては②も③も含意し、更には奇輸（奇穴）への刺鍼をも含んでいる。その要（かなめ）は病の症（急緩、危殆、劇易など）に即応した取穴と刺の深浅の弁別にある。

〔注3〕

刺絡部位を取穴し瀉血すること。『霊樞』官鍼第七に「絡刺とは小絡の血脈を刺すなり」と見える。しかし本書での「絡を取る」内容は、右の小絡（細絡・孫絡）瀉血に限られず、静脈部からの瀉血（例えば沢澤、委中・舌下・鬼當など）、官鍼篇にいわゆる賛刺（直入直出、数発鍼而浅之出血、是謂治癰腫也）なども含んでいる。刺絡については解説の中の「刺絡（瀉血）について」を参照。

〔注4〕

元凱は河賢治に遇う以前『梅花無盡藏』三巻（以下、梅花方と略記）を校刻（明和年中）し、徳本の医術を知れる者と自認していた。（解説「由来」の項を参照）。『梅花方』（遺憾にして筆者未見）は富士川博士によると、その巻尾に慶長十六年辛亥二月二十六日知足齋徳本がこの書（梅花方）を政貞に授與した趣の跋文があり、徳本がはじめ李朱医学を学んだ際、師家の説を記したものを誤って徳本の著述と伝えられるにいたったと解されている。而してまた富士川・医学史は別に異本が二、三種あること、多紀氏の旧蔵本に『梅花無盡藏纂粉』一巻があり、いわゆる後世の方を記載していることを誌し、「徳本が主張せる古方にあらず」という（頁二〇七）。しかし徳本の事跡は不明な点が多く。なお一層の研究がまたれる。

〔注5〕

笈(きゅう)はおいばこ。書物を入れて背負う竹製のはこのこと。

〔注6〕

叩(たた)くとは問いたずねること。

〔注7〕

緊数は厳格な道理、すじみちの意。

〔注8〕

『霊樞』九鍼十二原第一に見える句。五藏六府の腧と五行穴を論じた記載に五藏五腧、五五二十五腧、六藏六腧、六六三十六腧、経脈十二、絡脈十五、凡二十七気。上下を以て出ずる所を井と為し、溜る所を滎と為し、注ぐ所を腧と為し、行る所を経と為し、入る所を合と為す。二十七気の行る所、皆五腧に在るなり。節の交は三百六十五會、其の要を知る者は一言にして終り、其の要を知らざれば流散窮り無し。言う所の節は神気の遊行出入する所なり。皮肉筋骨に非ざるなり。其の色を観、其の目を察して其の散復を知る。其の形を一にし、其の動静を聴き、其の邪正を知る。右(手)はこれを推すことを主り、左（手）は持してこれを御し、気至ればすなわちこれを去る。凡そまさに鍼を用いんとすれば、必ず先ず脈を診し、気の劇易を視て乃ち治を以いるべきなり。と云う。

〔注9〕

正しく評価されないまま放擲（うち捨てる）されてきたの意。

〔注10〕

紛巵の紛はみだれる、まぎれる意、巵は支離の意、首尾がはっきりしないこと。

〔注11〕

安永戊戌は安永の七年目、一七八八年にあたる。

〔注12〕

荻野元凱、台州は号。解説を参照。

序

河賢治者　為余言　我聞之故老　徳本之治病　不待制斉（剤）　刺輸取絡而済　恒居多也　余読梅花方　而可異専　斉和脈診以至灸灼　諄諄説之無理言以浅乎鍼也　後遇木太仲負笈詢業於余　観其所為　鍼術之巧　屢見奇効　因叩其所傳　乃探其嚢中　取一小冊　視之　則徳本鍼家書也　読之取病之法　輸撮其樞要　刺審其浅深　區病證　著緊数　至于運手之妙　気息之應　悉不遺其秘藴　其言簡而易記　約而易理　経言「知其要者一言而終」　苟非実験乎　安能抜粋猶法之精在耶　翁之於鍼術　河生之言果不誣也　梅花方之不言及専　瞭然氷釋異　然此書累傳之久　錯置寃豕　紛卮不

一　太仲随是正之　旁纂其餘緒　猶之披雲霧覩青天也　何其愉快哉　今欲上木而與同好共之　取正於余　書其略以帰之　太仲名元貞　陸奥人也　河賢治　信濃人　翁之外戚之裔也

安永戊戌　春　　台州源元凱　識

自序

この一巻は昔、慶長年間、甲斐の国の良医、長田徳本という人（梅花無盡藏の作者なり）が朝鮮国の医官・金徳邦という人より授(さづか)りし術なり。其後田中知新に授けてより伝え来たりて其の家々に秘して、伝うるに口受をもってし、あるいは其の門に入るといえども切紙をもって授て、全備する人稀(まれ)なり。吾れ京師游学の頃、術を大坂の原泰庵先生に学びて両端を叩く。其の後、毎々試みるに寔(まこと)に死を活(いか)すことしばしばなり。予思うに、金も山に藏し、珠も淵に沈めおけば何の益かあらん。矧(いわん)や医術は天下の民命にかかるものなり。是を家に朽(くち)さんこと医を業とする者の道にあらず、と。この故に傳受・口訣の條々一事も遺さず書きあらわして世に公にするものなり。よく此の書にこころをひそめば箇にして得る処大なるべし。世の術に志す人々、此の法をもって弘く世に施さば、予が本懐なり。

陸奥福島　木村太沖元貞　書

解説

荒木ひろし

本書は安永九年（一七八〇）五月に京の平安書林から刊行された小冊の鍼灸書で、まことに懐袖本（ポケットブック）とよぶにふさわしい「体」をしている。しかし小冊であることが内容を乏しくするものでは必ずしもないことをこれほど能弁に語っている鍼灸書も珍らしい。医術書としての「用」（はたらき）と見かけの「体」とは自ら別である。また本書が成立した「時」が安永末年であることや、本書が成立するまでに関与した医人が長田徳本、田中知新、荻野元凱らであることを考慮すると、この小冊の中には江戸初期から江戸中期頃までの鍼灸医術の歴史的展開が包含されている。以上の視点から本書を解説したい。が、その前に『極秘抄』が江戸初〜中期の鍼灸史のどのあたりに位置するかを示しておこう。ただし、以下の文意を解り易くするために古医方の代表的な著書と蘭学草創期の医著をここに加える。

書名	著者・編者	刊行年
鍼灸要法	岩田利齋	貞享三（一六八五）
臓腑経絡詳解	岡本一抱子	元禄二（一六八九）
杉山真伝流（三部書）	杉山和一・和田一	元禄六（一六九三）
鍼灸抜萃大成	岡本一抱子	元禄十一（一六九八）
和漢三才図会	寺島良安	正徳三（一七一三）
鍼灸重宝記	本郷正豊	初刊　享保三（一七一八） 再刊　享保二〇（一七三五） 三刊　寛延二（一七四九）
藏　志	山脇東洋	宝暦四（一七五四）
吐法考	永富独嘯庵	宝暦一三（一七六三）
吐法編	荻野元凱	明和元（一七六四）
類聚方	吉益東洞	明和元（一七六四）
鍼灸則	菅沼周桂	明和四（一七六七）
解屍編	河口信任	安永元（一七七二）
解体新書	杉田玄白ら	安永三（一七七四）

鍼灸極秘抄　**木村太仲**　**安永九（一七八〇）**
刺絡聞見録　三輪東朔　文化二（一八〇五）
吐方提要　加古角州　文化五（一八〇八）
鍼灸説約　石坂宗哲　文化九（一八一二）

右にとりあげた医書はいずれも江戸全期を通しても代表的なもので、各々の著者の生存年間と刊行とは医史学の上で大きな意味をもたされている。太仲や元凱が活躍した明和・安永・天明の頃はいわゆる古方の隆盛時（吉益東洞・南涯父子や菅沼周桂らに代表される）、蘭学（観臓・解剖を主とした）の勃興期、漢蘭折中派（元凱や河口信任もこの中に含まれる）の台頭期、考証学派の形成期にあたっており、同時に古医法（例えば奥村良筑に代表される吐法）古医術（例えば垣本鍼原・菅沼周桂・山脇東門・元凱・太仲らにおける刺絡・瀉血）の再発掘が行われた。本書はおりしも湯液と鍼灸とを問わず、医療における価値観が従来になく多様化した時期に成立した。その基本姿勢は「実験」（荻野元凱の序に見える）と実効である。

『極秘抄』の構成

I

本書は「序」（荻野元凱）「跋」（藤晃明）「自序」（木村太仲）を別にすると三章から成っている。第一章は「鍼治大意」、「先ず禁忌を心得べき事」以下「中脘は妙穴たることを心得べき事」にいたる八項である。ここでは鍼灸施術者が心得ておかねばならない基本事項・注意事項を述べているが、いずれの条文も簡約・平易でくだくだしいところが一切なく、しかもよく古典をふまえたものとなっている。（詳細は各項の脚注を参照）

II—(1)

第二章は「秘傳の條々」に相当し、ここでは「気附けの鍼」から「瘡腫・癧瘡・諸瘡の事」までの百十四条におよぶ諸病の鍼灸治療法が述べられている。その要領は先ず病名（漢字）を示し、次いでひらがなで簡単に病状を説明して治法を述べるが病因・穴位の主治・

取穴理由などについての言及は一切ない。この点は先行する鍼灸書と本書とが著るしく異っているところといってよく、強いていえば湯液における「方証相対」と一脈通ずるところがある。

江戸時代の中期、特に宝暦・明和年間（宝暦元年は一七五一、明和八年は一七七一にあたり、安永がこれにつづく）に盛んとなった古医学の中でも最右翼であった吉益東洞派の古方が標傍したのは「親試実験」であった。そこでは一切の病因を問わず「疾の定証」（『医断』に見える）に対して『傷寒論』の「方＝薬方」を用いるとした。『類聚方』に具現される「方証相対」の説がこれで、東洞は『傷寒論』というすぐれて実用的な古典に拠って方証相対を導き出すことに一応成功したのである。（詳細は略する）。ところが鍼灸家の場合、『傷寒論』や『類聚方』のような便宜な手本はなく、自身の経験あるいは師説によって鍼灸の技術を修復しなければならない。理を究めようとすれば『内経』（素問・霊樞）・『難経』に拠らざるを得ない。しかし『内経』・『難経』を読みくだき己がものとするのは容易ではない。したがって鍼灸家であって、しかも古方派的な見解に基いた業績を遺した者は稀である。本稿のはじめに挙げた『鍼灸則』などはそれに適う注目すべき鍼灸書であろう。浅田惟常（宗伯）が『皇国名醫傳』において「周桂は鍼灸復古を以て自任す。世のひとその術を古方鍼と曰う」と評したのも故あってのことである。その『鍼灸則』でさえ病症によっては若干の説明を加えた上で治法を述べているのである。

さて先ず「咳嗽」の項を例示して『極秘抄』における「方証相対」（証治あるいは随証の意味に最も近い）をみよう。比較資料は①『鍼灸重宝記』、②『鍼灸則』、③が『極秘抄』である。『重宝記』をとりあげるゆえんは、これが比較的詳細な鍼灸医術書として多くの鍼灸家に重宝されたことによる。

①咳嗽　しわぶきせきのたぐる

咳は声ありて痰なし、肺気やぶれて涼しからず。嗽は痰ありて声なし、脾湿その痰を動するゆえなり。あるいは風寒湿熱の邪に感じ、あるいは陰虚火動によって労咳をなし、水うかれて痰となり、みなよく咳嗽せしむ。

肺兪、肩井、少商、然合、肝兪、期門、行間、廉泉に灸し、すべて不容、梁門に鍼する。肺咳は手大淵、脾咳は足太白、腎咳は足太谿。多く眠るには三里。面赤く熱咳には支溝。

②咳嗽（頭注に「咳は痰無くして声あり、嗽は声無くして痰あり」と記す）

内経に曰く、五臓六腑皆な人をして咳せしむ。独り肺のみにはあらざるなり。皮毛は肺の合なり。皮毛先ず邪気を受け、以て其の合に従うなり、五臓の咳嗽久くして乃ち六腑に移る。

鍼　幽門　上脘　巨闕

灸　肺兪　肩井

出血　曲澤

③咳嗽　せき　しわぶき

前谷（一分）　曲澤（三分）　盲膏（五分）

右に見るような『極秘抄』の記載をただちに「証治」と見なし得るか否か、評価の分れるところではある。しかし、㋑太仲が百十四条のすべての病に対して同様に記載し、極力少穴としていることは経験と実績に裏づけられた一定の姿勢を示している。選穴と取穴につき少穴を旨とするのは周桂と類似する。㋺第一章の「鍼治大意」・「補瀉迎随・直乱のこと」、「別傳」、「阿是問答の穴と云うこと」の各々の条文は『内経』、『難経』をふまえた記述であって単に口授・秘伝をうつしかえただけのものとは思われない。㋩禁忌に対する言及をみると、運気や忌日・人神の舍などをしりぞけて、必要最低限の制約とし、誰もが実行でき得る適切な指示となっている。㋥本書は一七八〇年（『鍼灸則』より十三年後）に刊行されているが、当時、すでに古方の盛行と同時にその批判が行われていた。㋭菅沼周桂も好み、元凱も善くした瀉血を本書に広くとり入れており、なお「吐法」までを採用（例えば㉞胸痛、㉜霍乱は吐を取りて先と為す、など）して古医術修興の只中に成立している。以上の五点から筆者は、本書が鍼灸における復古と実験を旨とし、古方派の方証相対にも類似した証治・随証を展開しているものと考える。蓋し「鍼治大意」と「補瀉迎随、直乱」の二項は正しくこの証治・随証の基本を簡潔に示し、「別傳」は要処の刺鍼法を具体的に述べ、「秘傳」は症候ごとの個別の治法を展開したもの。秘傳の條々は必ずしも整理された様式（かたち）をとっていないが、それらをよく観ると、当時の鍼術家が扱った主要な病が知られる一方同類の疾病に対する異治（個別の療法）が類をもって示されていることに気づかされる筈である。

(1)腫、瘡、癰、疔の類——②⑯㉒54 68 92 103 114
(2)痢病の類——㉔42 43 44 45 113
(3)驚風の類——⑤⑨⑭41 105
(4)霍乱の類——79 80 81 82
(5)脚気の類——⑫⑬62 86 109

(6)積聚・腹痛の類――⑩㉗㉘㉙㉚㉛㉜㉟㊱㊺(97)(98)(102)

(7)婦人病の類――(56)(70)(71)(72)(73)(74)(75)(76)(77)(78)(93)(94)(101)(102)(107)(111)

(8)淋病・下疳の類――(60)(67)(94)(95)

右の八類は目だった疾病類だけを便宜的且つ極く大まかに類別したにすぎず、更に細別分類することも可能なのである。各項の下に記した数字は秘傳百十四條の中の通し番号である。これらの條々は類にくくられると同時に個別の治法として示されている。これらを鍼治の類聚と捉え「方」における類聚に対置すると、本書が鍼治の融通性を活かした証治の治術書であることが知られるであろう。目の利いた治術者にとっては無論、鍼家を志す者にとっても便宜なガイドブックであったに相違ない。而して本書が「甲斐徳本翁傳書」の語を冠されて『鍼灸極秘傳』ともよばれる所以は古医術との関わりにおいてであろう。

II―(2)

ところで「秘傳の條々」の第(72)条には「オランダ人口授の秘薬」として難産に用いる処方が次のように記されている。

サフラン（五分細末）肉桂（一戔）右二味細末にし、別に白百合の花を二匁(モンメ)、常の如く煎じてかすを去り、右の細末をかき立て、茶碗八分目用うべし。即時に生むなり。

この処方の治例の項に「死胎を下し、難産を下し、胞衣を下す」と記し、「甚だ妙剤なり、まことに日本の宝とおもふなり」と強調していることから本書が成るころには幾度もこれが使われていたことが知られる。本書はまた当時にあって最先端の治法を記載しているのである。

サフランはアヤメ科に属する宿根草で地下に水仙に似た鱗茎をもち、秋冬の頃、松葉状の葉間から花茎を抽(ひ)いてその頂に淡青紫色の芳香ある花を開く。その雌蕊(めしべの花柱)を採集乾燥して薬用とするのである。主治は少量を用いると通経・鎮痙・健胃薬、大量を用いると麻酔・流産。たいていの場合は熱湯にサフランのめしべを入れて振り出し、温飲させて婦人の血の道の薬(眩暈・頭痛など)、通経薬、産前産後の薬とする。ヨーロッパ南部から西アジアが原産地とされ、彼の地の人々にとっては古くから薬用、料理また染料の必需品であった。しかしサフランの雌蕊が日本の本草書に初見するのは『用薬須知』(前編・一七二六、松岡玄達)であり、この時点では未だそれがどのような植物で、どのように用いられるのか判明されていない。『用薬須知・後編』(一七五九)でも略同様である。平賀源内の『物類品隲(ぶつるいひんしつ)』(一七六三年刊)にいたってはじめてサフランの全体図がドドニウスの本草書から転載されたにすぎない。小野蘭山の『本草綱目啓蒙』（一八〇三年刊）でさえ、その植物についてはふれていないのである。ただし蘭山はサフランの「味」を苦、黄紅色と記しているので薬用部分とその効能については判明していたことが知られる。サフランと治効の点で共通する薬物、たとえば『本草綱目』草部の番紅花、あるいは紅花―紅藍化と、泊夫藍、撒藍の別名などについては略する。

太仲が元凱の補正を得たとはいえ、サフランを用いた処方の記載をのこしていることは注目に値いしよう。ちなみに白百合（サユリ、野百合）の薬能は強壮、産後の滋養、婦人の帯下・白帯下（こしけ）・崩血（ながち）を治し、咳血等にも用いる。桂枝については、これを主薬とした桂枝湯を、妊娠時に悪阻（つわり）・頭痛・自汗・悪心ある者に服用させることがある。百合の煎汁とサフランと肉桂とを用いた「秘薬」は実効を旨とした太仲や元凱の医術にかなうものとしてとり入れられているといってよい。

II―(3)

前述したように「秘傳の條々」は百十四の証治を載せる。これを鍼、灸、瀉血、薬治、吐法の五種の治法がどのように使い分けられているか、ごく大まかに概括すると次の数字を得る。

(1)鍼だけを指示するもの	74条
(2)灸だけを指示するもの	9条
(3)鍼と灸とを併用するもの	11条
(4)瀉血（刺絡）を指示するもの	17条
(5)鍼と瀉血を併用するもの	12条
(6)灸と瀉血を併用するもの	1条
(7)鍼・灸・瀉血の併用	1条
(8)瀉血を禁ずるもの	1条
(9)吐法（薬治と鍼とを含む）	4条
(10)薬治（吐法と処方を含む）	2条

右の数字を総計すると百三十二条を得るが、これは(4)(5)(6)(7)が各々重複しているためである。重複を含めて全体をみると、圧倒的に鍼治が多く、鍼と刺絡との併治がこれに次ぎ、灸治は比較的少ないことがわかる。本書が『鍼治極秘傳』と題して書写された（筆者の手許にその写本がある）のも鍼治が主体となっているからであろう。なお、先だってオリエ

ント出版社から影印覆刻されたものに灸治の記載が多いのは、その原本を伝えた医家が書き加えているからである。治験のうえで参考になるので篤志家は参照されるとよい。

III

第三章は「兪穴解」（百二十六穴）と「兪穴図解略」（十四葉、八〇図）に相当し、ここにも本書の特色が示されている。その一は百二十六穴につき、部位を簡略に記すか、あるいは「図にあり」と記して穴名をあげるだけで主治の記載がないこと。その二は奇穴の図を多く載せていることである。また十二経脈図が簡略であるのに対して、主要穴として示した小図は非常にわかり易く描かれている。

本書に兪穴（輸穴）の主治の記載がないことにつき確答することは困難であるが、本書は懐袖本であり、証治・随証を旨としていることから各々の穴の認知はこれを手にする鍼灸医家の経験と知識にゆだねられているといっても大過あるまい。十二経脈図の簡略化についても同様であろう。なお、詳細に主要な小図を見ると、その多くが「血を取る」（瀉血）穴であり、原穴、五行穴（井・滎・兪・経・合の諸穴）であり、急を救う重要な奇穴であることに気づかされる筈である。

刺絡（瀉血）について

前述したように本書は刺絡療法が見直された時期に成立し、「鍼治大意」「秘傳」の中にその概要と治例が示されている。そこで以下に若干の補論を加える。

一般に刺絡というと広義の瀉血療法を意味する。人工的に血管を穿刺したり、患部を切開したりして血液（血溜）を体外に採り去る療法であるが、現今では概ね次のような分類が為されている。

I 一般静脈瀉血
II 細絡刺絡
III 皮膚刺絡
- (a) 乱刺法（乱切法）
- (b) 末端刺絡（単刺法）

（工藤訓正著『刺絡法』医道の日本社刊）

また瀉血部位により

(1) 遠隔瀉血法＝誘導（Revulsion）

⑵近辺瀉血法＝疏通（Derivation）

と分類される（岩熊哲「瀉血史考」・『医史学論考』所収）場合もある。

洋の東西を問わず様々な瀉血療法が古い時代から行われてきたことは岩熊論文に詳しい。が、概して静脈瀉血は西洋式が多く、『内経』に示されている瀉血法は略次の三種に分つことができる。

①皮部（皮膚）刺絡——末端（井穴、手足の指端）および足脚部、腕肘部、舌下などを浅刺するか、鍼尖で刎ねて血を出し、経脈・気血を調え、あるいは腫を消す。

②細絡刺絡——絡脈（血絡、結節）を取り、血を出して悪気を去る。

③乱刺法——経脈にかかわらず患部およびその近辺を乱刺（浅刺と深刺とがある）、あるいは乱切して悪血を出し、癰・疔・疽・瘡・癘風などを治す。

絡脈は絶道（経脈の間道）を行って皮中に合流し、其の会（要処）は外に見（あら）われる（経脈篇）。故に絡脈を刺すには必ず其の結上の血甚しい部分を取って血を出し、邪を瀉すのである。この刺絡法が鍼刺、灸艾と並んでいかに重要であるかは経脈篇、刺熱論、刺腰痛論、血気形志篇、刺瘧篇、調経論、繆刺論、および九鍼を論じた諸篇などに明確に示されている。『素問』に玉機真藏論、三部九候論、離合眞邪論、診要経終論篇、『霊樞』に血絡論などが設けられていることにも注目すべきである。以下に具体例のいくつかを挙べてみよう。

(1)（三部九候の診は）必ず先ず其の形（身体）の肥瘦を度り、以て其の気の虚実を調え、実する者はこれを瀉し、虚する者はこれを補う。必ず先ず其の血脈を去りて後にこれを調える。……（また）経病む者は其の経を治し、孫絡（甲乙は絡に作る）病む者は其の孫絡（同右）の血を治す。……上実下虚は切診して其の絡脈の血結を索り、刺して血を校して其の気を通ぜしめる。（三部九候論）

(2)邪を攻むるには（鍼を）疾く出して以て盛血を去り其の眞気を復せしむ。（通評虚実論）

(3)足太陽の瘧は人をして腰痛・頭重せしめ、寒背より起こる。先ず寒え後に熱し、熇熇暍暍然（熱盛の形容）とし、熱止めば汗出でて已み難きものは郄中（委中）を刺して血を出す。（刺瘧篇。——この篇はまた肝瘧に対して中封穴から、胃瘧に対しては厲兌・解谿・三里・横脈・跗上（衝陽）の諸穴から血を出すことを指示。諸の瘧にして脈の見われないものは十指間より出血せしめて治すこと。更に瘧を発する病形に応じて何れの脈の病であるかを知ったうえで、例えば舌下（廉泉）、郄中、上星、百会、攅竹、絶骨（陽輔）などから血を出すことを指示。寒熱病に対する刺絡・瀉血が輸刺とならんで経脈の虚実を調え、気血を和調する最も有効な療法であることを明示した佳篇といえよう。）

(4)神に餘有るものは則ち其の小絡の血を瀉す。（しかし）深斥して血を出し、大経に中て神気を傷ってはならない。……気に餘有るものは則ち其の経隧を瀉す。其の経を傷うような瀉血あるいは気を大泄する刺法を行ってはならない。……血に餘有るものは則ち其の盛経を瀉して血を出す。（ただし虚している経については其の経脈中に鍼を内れて久しく留め（補法鍼）、脈の大なるものは疾く鍼を出して血を外泄（瀉法鍼）させてはならない）。……留血に鍼する場合は其の血絡を視て其の血を出すが、悪血が経に入って疾（の因）とならないようにしなければならない。〈調経論。――この篇は『内経』全体からみても秀逸有数篇の一つ。ことに血気形志神（五藏に対応）と経脈・絡脈の気血・陰陽・虚実から気血衛營、繆刺、巨刺にまで言及し、鍼を志す者が必ず読まねばならない内容を具えている。〉

(5)足太陽（膀胱経）脈の腰痛は郄中（委中）を刺し、太陽正経より血を出す。……少陽（胆経）脈の腰痛は成骨の端〈膝外の近下、骺骨の上端、すなわち膝外骨の辺り。陽関穴を指す。この近辺は膝眼（奇穴）、犢鼻（胃経）、内側に曲泉（肝経）が位置する脚膝部の要処〉を刺して血を出す。……足厥陰（肝経）脈の腰痛は蠡溝より出血。……解脈〈足太陽の支脈。髆内より膀胱経と別れ下って胂を貫き、髀外の後廉を循って下り、膕中（委中、太陽の郄）で正経と合流する〉の腰痛は、郄の外廉の横脈・郄中の結絡を極刺瀉血し、血色が（紫）黒色より赤に変れば止む。……足少陰（腎経）脈の腰痛は内踝上（復溜）より出血。……衝絡の脈の腰痛は委陽・殷門より出血。……。〈刺腰痛篇。この篇は諸脈と腰痛の諸症状を挙げ、刺絡法を主とした刺法を論述。脈の流注（正経と別絡の両者を含む）と病症、および瀉血部位を考えるうえで重要である〉

(6)皮毛に客した邪が孫絡に入り、大絡に流溢したもの（つまり病が血絡に在る奇病）、経脈は病まずして痛苦の有るもの（邪が経脈に入らず四末（しし）に布溢して痛苦をなすもの）はこれに繆刺（びゅうし）する。その際は皮部を視て血絡あるものは尽く（ことごと）これを取り、刺して血を出す。〈繆刺論篇。この篇は(5)の刺腰痛篇と同様、各々の経・絡の流注（部位）およびその病症と鍼治法を具体的に述べていて臨床上非常に有益である。次にその一部を例示する。〉

邪の客する絡部	病症	繆刺部（刺鍼・瀉血）左痛は右、右痛は左をとる
足少陰の絡	卒心痛、暴脹、胸脇支満、積無き者	然谷（少陰の滎穴）出血
手少陽の絡	喉痺、舌巻、口乾、心煩、臂痛	関衝（少陽の井穴）一痏

足厥陰の絡	卒疝暴痛	大敦(厥陰の井穴)一痏
足太陽の絡	頭痛、肩痛	至陰(太陽の井穴)一痏、已まざれば金門(太陽の郄)三痏
手陽明の絡	気満、胸中喘息して胸脇中熱	商陽(陽明の井穴)一痏
	耳聾、時に音を聞かざる者	商陽穴を一痏、已まざれば中衝(心主の井穴)を刺す
足少陽の絡	脇痛不得息、欬して汗出ず	竅陰(少陽の井穴)一痏
足少陰の絡	嗌痛、食する能わず、怒気賁上	湧泉(少陰の井穴)、然谷出血
墮墜による悪血。厥陰の脈、少陰の絡	悪血留内、腹中満脹、大小便できないもの。(先ず利薬を飲ませる)	然谷より出血、衝陽(胃経の原穴)、大敦を一痏、出血
五蔵の間	脈に引いて痛み、時に来たり時に止むもの	手足の井穴を刺す。脈を視て血絡有るもの、また手背陽明の絡から血を出す

(7)血気形志篇は三陰三陽の気血の多少を論じて特色がある。その中に「凡治病必先去其血、乃去其所苦、伺之所欲、然後、瀉有餘、補不足」の明文を載せ、三部九候論と共通した意見を述べる。右の文は概ね次のように解されよう。「凡そ病を治するにあたっては何病

たるとを問わず、実する者（痛苦有り、それが血に因るものの義）は先ず血に餘有る処を刺して血を取る。ただし血を取る証のない者については灸艾・鍼による補瀉を行う」と。そこで同篇の下文は五藏の兪に対する灸刺の度は自ら別であることを示し、また経脈中を流れる血気の多少、形（身形）と志（心志）の苦楽のちがいによって治法が異ることを次のように概括する。

(イ)形楽志苦、病生於脈、治之以灸刺

(ロ)形楽志楽、病生於肉、治之以鍼石（鍼石は鍼と砭石とを含めた語。癰腫を破り大膿悪血を瀉す）

(ハ)形苦志楽、病生於筋、治之以熨引（血痺の類に対して薬熨、導引を用いる）

(ニ)形苦志苦、病生於咽嗌（甲乙経は困竭に作る）、法之以百薬（甲乙経は甘薬に作る）。

(ホ)形数驚恐、経絡不通、病生於不仁、治之以按摩・醪薬。

以上が五形志である。血気の多少は三陰三陽（経脈の流注および特徴まで含めてよい）を考える一つの素材であるが三陰については本篇と『太素』『霊樞』の間に出入がある。しかしここでは経脈の特徴を考える素材として此の篇の原文だけを示しておこう。①刺陽明、出血気。　②刺太陽、出血悪気。　③刺少陽、出気悪血。　④刺太陰、出気悪血。　⑤刺少陰、出気悪血。　⑥刺厥陰、出血悪気。　出血気とは多血多気の経から血気ともに瀉すこと。出血悪気は多血少気の経を刺して血を瀉し悪気を去ること。出気悪血は少血多気の経を刺して気を瀉し悪血を去ることを意味する。これらの記載は経刺・輸刺・刺絡（瀉血）および諸種の治法を応用工夫する上で示唆的な多くの内容を含んでいる。

(8)腐腫（甲乙経・巻十一は癰腫に作る）を刺す場合は腐（癰）上を刺す。癰の大小を視てこれに深・浅刺するが、大（癰）を刺す場合は（刺鍼）を多く、深くして悪血を瀉す。その際は必ず鍼を癰腫の端からその中心へ向かって入れ、悪血を瀉し腫を消す。〈長刺節論の一部を意解。『甲乙経』を参照した。乱刺（切）法の一例である。なおこの瀉血法については『霊樞』刺節眞邪篇に「凡刺癰邪、無迎隴……脆（甲乙経は脆を越に、太素経は詭に作る）道更行、去其郷……」、四時気篇に「癘風者、素刺其腫上、已刺、以鋭鍼鍼其處、按出其悪気」とある記載などが参考になる。〉

右は『内経』刺絡術の一部であるが、これらの記載からだけでも絡を刺し、血を瀉す刺法の重要性を知ることができよう。鈹鍼（鈹鍼）、鋒鍼（三稜鍼）、鍼石（砭石）などの用途については九鍼十二原篇、官鍼篇、異法方宜論篇、移精変気論篇などを参照されるとよい。扁鵲以来、華佗の頃に至るまで、この刺法は『内経』刺法の主翼の一つであった。ところが時を経るに従って刺絡術は次第に医療の正面から剝落して民間にかくれる。これが再び脚光をあびるのはずっと後代、中国では十七世紀の前・中期（明末〜清初。郭志邃『痧脹玉衡』などに言及がある）、日本では十八世紀の中期以降（明和・安永年間を一大契機とする）のことである。

そこでこの『極秘抄』に目を転ずると「鍼治大意」の次の言に注目される。

針にて血を取（とる）ことあり。甚（はなはだ）速効あることなり。然れども近世の民俗身より血を出すことを忌て恐るるものあり。……夫れ人は血と気との有余不足によりて病をなすことを辨（わきまえ）ぬが故なり。血実血滞の病をなすもの、其の血を取捨て平身にすること何か恐るるに足らんや。醫もまたこれをすまじきこととして俗の迷を助くる人多し。内経をよく読まざる故ならんか。

「大意」はしかし瀉血だけを偏重しているのでは決してなく、灸と鍼との違いについては別に次の言及がある。

鍼すべき症と血を取るべき症は相似たり。灸すべき症と鍼すべき症・血を取るべき症とは雲壌の隔なり。其の相反することを知べし。……通評虚実論に曰く「経虚絡満者、灸陰（経）刺陽（絡）。経満絡虚、則刺陰灸陽」と。この灸と鍼の違あることを知るべし。「大意」はまた陰陽・虚実を辨ず、みだりに鍼灸して病を増し、人をあやまつことは甚だ罪である。従って気血両虚の人、冷症、妊娠あるいは産後長病の後などには血を出してはならないという。至って隠当な指摘といってよい。ところがこの一段は意を以て察すべし。もっとも其症を察し得ざる醫人は識者にゆづりて人を殺すことなかれ。

と結ばれる。その背景をあえて詮索すると次の③点に関わっていることに気づかされるのである。

①本書は医は意なりという語を重んじ、望聞問切の四診に基づく経絡の陰陽、虚実を最重要視する。『内経』医術の原則である。

②本書が成った当時、瀉血法が広く行われるようになり、その乱用が弊害をもたらしたことも否定できない。『師説筆記』（後藤艮山の医説を弟子が筆記したもの）に指摘されるように「妊娠ト血塊トハ見ワケガタキモノナリ。ヨク心ヲ用ヒ察スベ」きである。妊娠と血塊とでは治法がおよそ逆になるからである。また気血両虚の人や産後、長病の後な

どについては少陰、厥陰の症をうたがうべき場合がある。従ってその症を察し得ざる醫人は識者にゆづり、みだりに鍼灸して病を増してはならないと云うのである。

③本書における鍼治、瀉血法の多くは前に掲げた『鍼灸則』と「日腫」の項で引用した『東門随筆』の中間をゆくもので、後者に近似する。洋式瀉血法の導入とそれがもたらした古医術の復興とを両脚としたところに本書の鍼灸法が示されている。

瀉血の復興は今日でも大きな課題の一つであるが、先人の轍を踏んではならない。「大意」および「秘傳の條々」が示した鍼治・瀉血の法を行使するもしないも私共鍼灸人にかかっているのだから。

『極秘抄』の由来

Ⅰ　自　序

前述したように本書は安永九年に成った。その由来は太仲の「自序」と元凱の「序」に詳しい。自序によると、この鍼灸書の源は慶長年間（一五九六―一六一四）に長田徳本が朝鮮の医官・金徳邦により授けられたものという。その後、この医術は田中知新へ伝えられ、以後は各家の秘伝として口授伝誦された。太仲へは大坂の原泰庵を介して伝わったが親試の結果、効験が著るしく誠にすぐれた医術である。そこで医を民命に関わる業とする認識にたち、門戸を払い世に公(おおやけ)にする。以上が自序の要点である。

長田徳本（永田徳本とも書く）は知足齋と号した伝説的な名医。甲斐に長く在住したことから甲斐徳本翁と尊称され、寛永七年（一六三〇）百一八歳で没した（別に九十余歳にして没したという異説もある）と伝えられる。徳本は西（京）の曲直瀬道三と略同時代に関東を一円として活躍した隠医である。しかしその事蹟は判明せず、遺著と伝えられるものも多い。徳本の生涯と遺著等については安西安周氏の『日本儒医研究』に詳しく、また富士川游氏の『日木医学史』にもいくつかの資料を引いた記述がある。それらによると徳本の医術の精粋（禁方。秘方）を伝えたものは僅か二人だけで、遺著と称されるものも後人の假托より出て信疑相半ばするものが多いとされている。試みにその主要なものを掲げる。

○　醫之辯
○　知足齋醫鈔
○　徳本遺方
　　薬方書
○△徳本翁遺方
△徳本翁経験遺方
※梅花無盡藏
△徳本翁十九方
　知足齋徳本秘方
△薬物論

△脉論（診脉論）
△徳本流灸治法
△腹診論
△針穴秘傳
△望診論

右のうち○印をつけたものは富士川博士が徳本の遺方の真を伝えていると評した医著、△印は『知足齋永田先生遺稿』に本文だけが採録されているものである。また※印をつけた『梅花無盡藏』は明和年間に元凱が校刊して広く世に行われた。『極秘抄』は右の中に掲げられていないが、『徳本流灸治法』や『(徳本多賀流）針穴秘傳』と同様、徳本流医術の要諦を誌し伝えた医術書とみなしてよい。その眼目は、徳本が江戸時代初期にはたした古医術の発掘を、江戸中期・後期の医家があらたに古医学を構築しようとした際に再発見したところにある。このことは右に揚げた主要な医著が明和・安永・文政にかけて陸続と刊されていることと無縁ではない。而して徳本と太仲や元凱らとをつないでいるのが田中知新である。

知新の名は一般の医史に見えず生没年は未詳。しかし現在に伝わる『鍼灸五蘊抄』の序文から十七世紀後半に京を中心に活躍した医家であることが判る。『五蘊抄』は天明三年（一七八三）山田正珍の撰・序を得て江戸で再版された（新刻は延享二年、一七四五）鍼灸医術書であるが、その原著者は田中知箴で、序文は「時に貞享二歳（一六八五）乙丑九月中旬」と結ばれている（箴と新は音通）。しかもこの医書は「別伝」の項で述べる『鍼灸卒病』とも関連しており、田中氏と『五蘊抄』・『卒病』の伝誦にはいくつかの共通点がある。その最要は江戸時代中期の鍼灸医術の在り方（選穴・治法）の重要な側面を伝えていることである。その詳細は各々の本文を熟読玩味され、治術に生かしていただけると幸いである。

なお遺憾にも『極秘抄』の編著者である木村太仲については元凱の序と晁明の跋より詳しく知ることができなかった。また原泰庵にも同様不識のままである。あるいは泰庵は元凱の門になる河口信任と接点を持ち、山脇東洋とも連なる原双桂の縁に在るものか、門生にあたるものかとも考えられるが不明。この両者については後考・検討を重ねたい。識者の御教示をいただけると幸いである。

II　序　跋

本書の補正にあたった荻野元凱は字を子原といい台州と号した。刺絡を善くし、オランダ医学に対しても強い関心と理解を示した開明の医家である。一方、呉有性の医書を善び一時期躋寿館で「温疫論」を講じ、のち尚薬に任ぜられ河内守に叙せられた。元凱と『極秘抄』との接点は二ある。一は徳本の外戚の裔（子孫）にあたるという河賢治（河賢治の河の字については、徳本の出生地とされる三河の河か、あるいは、例えば河村氏の姓を略して河と称したものか後考を重ねたい）。その二は木村太仲の治術の妙である。元凱はこの両者と遇う以前に徳本の著書の一つと謂われている『梅花無盡蔵』を校刊し、徳本の医方の概略を知り得たと思い見做したのだ。ところが河賢治は伝誦による輸刺・刺絡を言い、太仲は輸刺・刺絡の内実を示した。序文中に「病の法を取るや、輸は其の樞要を撮り、刺は其の浅深を審らかにし、病の證を區し、緊数を著して運手の抄に至る。気息の応は悉く秘蘊を遺さず。……河生の言は果たして誣いざらんや」とある一段は、元凱が徳本流鍼術について知り得ていた識見を越えていたことを示しているといってもよいであろう。その上で元凱は本文の補正に當り後世に遺産をのこしたのである。ことに刺絡や吐法、更には前述したサフランの応用については、元凱と太仲との共同作業がその裏づけになっていると見做してよい。

III　別　伝

『極秘抄』の由来についてもう一項附言すべきは『鍼灸卒病』についてである。

『鍼灸卒病』はわずか三十一例の症治を記載しているにすぎず、発刊年も明らかではないが、とりあげている内容は『極秘抄』と重複するものが多く、『極秘抄』の抄本の如き体をしている。原著者が尾張藩医官・田中尚房であることや「序」が『極秘抄』を抄録したものであること、また「卒病」の「鍼灸大意」が『極秘抄』の「鍼治大意」、「補瀉迎随直乱の事」、「阿是問答の穴ということ」をふまえて録されていること等から両書の連関をうかがわせている。太仲の「自序」に『極秘抄』が長田徳本から田中知新へ伝わったと記載されており、知新が『鍼灸五蘊抄』を著わし（序に、貞享二歳乙丑九月中旬、知箴（ちしん）序す、とある。一六八五年にあたる。箴の音は新）、古医術の発掘に努めたことを考慮すると、『鍼灸卒病』は『極秘抄』とは別に（あるいは併行して）田中氏へ累代伝承された古抄本に類すると考えられる。このことは症治の10項目にあたる「霍乱、不省人事、欲死者」に「灸、神闕（数十壮）、本載五蘊抄」とあること等によっても知られる。因（ちなみ）に「鍼灸卒病・序」と

知るてがかりの一つとなると思われるからである。（原文のまま）

「鍼灸大意」の全文（原漢文のまま）、三十一項の項目を記しておこう。『極秘抄』の別伝を知る手がかりの一つとなると思われるからである。

序

人有急病、急如風雨、預不可無其備矣。近世雖救急書多、未嘗言鍼灸勝草木。予幸生鍼家、僅得受其傳。因謂藏金于山、沈珠于淵、何益之有。況醫術係天下民命者也。秘之于家、非醫之本意也。故撮家秘之鍼灸有即効者、以備救之之助也。

鍼灸大意

家傳曰、凡欲行鍼、不可不盡心於按摩術矣。又対病時、宜以静心忘吾有四肢形態也。然後加手無有誤謬。鍼灸聚英曰、済生抜萃云、凡鍼灸有先須審詳脉候、視察病證、然後知其刺禁、其経絡、穴道遠近、気候息数、深浅分寸。按鍼于鍼、灸于灸、豈一于鍼一于鍼乎。鍼于鍼灸于灸、則重者必軽、軽者必愈也。灸于鍼鍼于灸、則軽者必重、重者必危、危者必死矣。又有取血、不可不別之。然可取血症、與可鍼症、大相似也。有可鍼症與可灸症、雲壤之隔、不可不知也。不可不知也矣。

千金方曰、凡周遊呉蜀地、体上常須三両処灸之。切令瘡暫差、則瘴癘温虐毒不能著人。故呉蜀多行灸方、有阿是之穴法言。人有病、即按其上、若裏當其所、不問孔穴、即得使快成。痛処即云阿是。灸刺皆験、故云阿是穴。

按、当今行鍼者、不審穴、唯称阿是。夫阿是天應之穴也。故奏験不尠。然徒執阿是、而謂経穴之似迂者、猶去大道従捷径也。又別皇国有古傳之法、其験出意外、不可不知矣。家傳曰、凡瀉法随呼、徐々出鍼、勿閉穴、凡補法吸出鍼、速按其穴。

(1)卒中風、不識人事、牙関緊急　(2)轉筋、脚気　(3)喉痺　(4)日腫　(5)庁　(6)丹毒　(7)胸痛　(8)食傷　(9)乾霍乱　(10)霍乱、不省人事、欲死者　(11)小便閉、悶絶者　(12)自縊死　(13)溺死　(14)癲癇　(15)中寒、凍死　(16)中暑、渇死　(17)諸眩暈、上気　(18)吐血、下血、諸出血　(19)急慢驚風、共行鍼不効欲死時　(20)脚気　(21)難産　(22)嘔吐　(23)痰厥　(24)心痛　(25)腹痛　(26)狂犬毒　(27)腫物、知善悪灸法　(28)諸病欲取吐　(29)気附鍼　(30)中魚毒　(31)金瘡、気附鍼。

右のうち「鍼灸大意」はことに『極秘抄』の孔穴・阿是穴の取穴法や脈法・気息の応などを知る上での参考資料となるであろう。

Ⅳ　おわりに

穴長に駄した「解説」の項を終えるに當って再確認しておきたいことがある。それはまことに懐袖本とよぶべき『極秘抄』が「甲斐徳本翁傳書」として公刊された「時」と「場」についてである。「時」のことは既に述べたのでここでは主に「場」について附言する。本書の版元は平安書林、西村市郎右衛門・中川藤四郎・林伊兵衛の三書堂合梓本である。題名、版心ともに『鍼灸極秘抄』とある。ところが筆者の所持する刊本は、発刊年月日は同じく「安永九年、庚子五月」とし、版元は浪花書林とあり、発行人は河内屋和助・秋田屋治助・敦賀屋彦七の三者合梓本である。その書題は『鍼灸極秘傳』、版心は『鍼灸極秘抄』に作る。一方、先年オリエント出版社より影印覆刻されたものを見ると、表と裏の扉に各々「平安書林」と「浪花書林」の二書堂を誌し、元凱の序、晁明の文、太仲の自序、兪穴図、鍼治大意、先禁忌を心得べき事……と続き、印刷は筆者所持のものと同一である。この配列のちがいが「平安」と「浪花」での出版時期のちがいを示したものか、あるいは同時出版のもとで差し換えを行っているか分明でない。しかし、筆者は本書の如く、序・跋を分かち、兪穴図を後尾に廻す方が検索に便であろうと考える。いずれにしても、内容を同じくしながら書題と版心が異っていたり、配列を異にしたり、版元が異っていたりすることは、版木をそのままに作り、若干の文字を改め、ある間隔をおいて此の鍼灸書が刊行され続けたことを示しているに相違ない。先般の「傳」と、この「抄」の両書を手にされる方のために以上のことを附記する。そして本書の写本に『鍼治極秘傳』と題したものがあることも追記しよう。この解説のはじめに述べたように、本書が懐袖本としての見かけ(体)と、鍼灸医術書としてのはたらき（用）とは自ら別であることを具現したすぐれた書（ガイドブック）であること、また江戸中期頃（まで）の鍼灸術の在り方を明示した疾病治術書であることを識して解説にかえる。

鍼治大意

竊に惟ふに針は急を弛め、鬱を散じ、実を瀉し、血滞を通し、湯液に交施していよいよ其の効を奏するものなり。然れども未熟にして施さば人を傷ること薬よりもまた甚し。[注1] また針にて血を取ることあり。其れ速効あることなり。然れども近世の民俗、身より血を出すことを忌て恐るる者あり。貴人はいよいよ忌憚るなり。それ人は血と気との有余不足によりて病をなす[注2]ことを辨ぬが故なり。血実血滞の病をなすもの、其の血を取り捨て平身にすること、何か恐るるに足んや。醫もまたこれをすまじきこととして俗の迷を助る人多し。内経をよく読まざる故ならんか。

一、病によりて血を出すことを忌む症もあり。気血両虚の人と冷症と妊娠あるいは産後長病の後などなり。意をもって察すべし。もっとも其の症を察し得ざる醫人は識者にゆずりて人を毀すことなかれ。

一、鍼すべき症と血を取るべき症と相似たり。灸すべき症と針すべき症、血を取るべき症とは雲壌の隔なり。其の相い反することを知るべし。大概虚する者には灸し、実する者には鍼し、また血を取ると心得べし。通評虚実論に曰く「経虚し絡満つる者は陰（即ち経なり）に灸し、陽（即ち絡なり）を刺す。経満ち、絡虚する者は陰（経）を刺し、陽（絡）に灸する」と。〔注3〕是の灸と鍼との違いあることを知るべし。然るを今の人みだりに鍼灸して病をます者あり。〔注4〕漸は其の害知れざれども日を経て病重り、あるいは元気消すること醫としてこれを辨えずして人をあやまつは甚罪なり。よく虚実を考え、偖（扨）灸すべきは灸し、鍼すべきは鍼すべし。必ず我が子弟に他の子弟を比して恕せんことを忘るることなかれ。

木村　太仲　元貞　述

〔注1〕

鍼が人を傷ることは薬よりも甚しい、という考え方は古くからあった。『霊樞』玉版篇に「(鍼者)能殺生人、不能起死者也」とある記載がそれである。その後もこの記載は『金匱玉函経』證治總例、『黄帝内経大素経』および『外台秘要方』第三十九・明堂序などに引用されるに至った。ことに『外台』に至っては『甲乙経』に準據して人身の経脈・孔穴を解體する一方で次の記載をのこしている。

〈経脈陰陽は各々其の類に随う。故に湯薬は其の内を攻め、灸は攻むるに其の外を以てすれば、則ち病逃がるる所無し。知らんぬ火艾の功過、湯薬に半(なか)ばすることを。其れ鍼法は古来より以て深奥と為す。今の人は卒(にわか)に解すべからず。経に云う、鍼は能く生人を殺し、死人を起たしむる能わず、と。若しこれを録せんとせば恐らくは性命を傷らん。今並びに録せず。鍼経は唯(た)だ灸法を取り、云々……〉と。『外台』は八世紀中頃までの中国の医方書を集大成した一大医学書で七五三年に成立し、後世に大きな影響をあたえた。

ただし『玉函経』は「鍼能殺生人、亦能起死人」に作る。『内経』の本旨からすると当然『玉函経』を是とすべきである。しかし灸に比して鍼を難しいとする見方は後世も広く行われた。ここに「未熟にして施さば人を傷ること薬よりもまた甚し」とある文を意解すると、

「鍼能殺生人」をふまえ、且つ「亦能起死人」を積極的にうち出しているとみなしてよい。

〔注2〕

『内経』に気血を説き、その有余・不足が即ち病を成すことを説いた箇所は枚挙に遑がない。人が有する所の者は気と血のみ（『素問』調経論）にして、気は血を行らし、血は気をはこぶ。例えば『霊樞』營衛生會篇に「夫血之與気、異名同類、……營衛者精気也。血者神気也」、『素問』八正神明論に「血気は人の神」とある記述などがそれにあたり、鍼の用（はたらき）はこの神を守り形（身）をととのえることにある。形は神の體、神は形の用である。故に「上（工）は神を守り、人の血気の有余不足を診て補瀉を行う」（『霊樞』九鍼十二原、小鍼解、『素問』鍼解篇）という。調経論篇に「五藏の道は皆な経随より出でて以て血気を行らす。血気和せざれば百病すなわち変化して生ずる。是の故に（鍼刺は）経随を守る」とある。この記載は、藏府・絡絡に基づく血気の調整を述べたもの。同篇は更に神・気・血・形・志の各々の有余・不足に対する刺法を詳さに論じて余薀がない。是非、熟読することをすすめたい。

なお贅言すると『霊樞』官能篇に於ても、血気の多少、血気の逆順・虚実、血気出入の合と診察、ならびに鍼艾による補瀉が詳さに論じられている。この篇と八正神明論とを併わせ読まれると、一層『内経』に依る血と気の和調、用鍼の理を解することになろう。

〔注3〕

通評虚実論篇は虚実を様々な角度から論じているが、この句は経絡の虚実の項に見える。経を陰とし、絡を陽とするのは、経脈は深部に在って常には見ることができず、其の虚実は気口を以て候うべきもの、絡脈は皮腠の浅部に浮いて常に見えるもの（経脈篇）とされることによる。経脈でも絡脈（大絡と孫絡とがある）でも陥下している処は虚と診て灸を専らとし、脹って実満している処は実と診て鍼を行う。「絡満経虚、灸陰（経）刺陽（絡）。経満絡虚、刺陰（経）灸陽（絡）」は従って、絡気に余有るが故に表陽を浅刺する瀉法を行い、経気足らざるが故に灸による補法で裏陰の血を補う。また経脈に余有るが故に深く刺して気を泄らす瀉法を行い、絡脈足らざるが故に陽気を温養する為の灸艾を行う、この謂である。なお通評虚実論篇は、右の経絡の虚実の他に、正邪の虚実、脈の虚実、五藏の虚実、表裏の虚実、上下の虚実を論じ、更に各種の病（喘鳴肩息、腸澼便血・下白沫・下膿血、癲疾、消癉、癰疽、腹暴満、霍乱、癇驚などなど）に助した脈と症あるいは治法を述べていて興味深い。経脈と絡脈とを弁じ分けた経脈篇、血絡に対する証治と誤治とを弁じ分けた血絡論篇、あるいは調経論篇と通評虚実論篇とを互読され、治術に生かされることをすすめたい。
また『霊樞』官能篇は用鍼の理、鍼治と灸治の別を弁じて極めて有意義である。

〔注4〕

『素問』離合眞邪論篇に「大惑」の語が見える。大惑とは三部九候、病脈の處を知らずして鍼(灸)を行う結果、正気を傷(そこな)うだけでなく邪気を去らせることもできない者のこと。謂わば、みだりに鍼灸して病をます者にあたる。その取意と原文とを示すと次の如し。(1)経脈、血気を乱し、真元の気をして復せざらしむる者(反乱大経、真不可復) (2)虚と実とをとりちがえ、あるいは虚実を妄りに解し、邪盛を陽気盛実と診(み)誤るなどして誤治する者(用実為虚、以邪為真) (3)鍼を用いるに際して義(虚実の診、九鍼の用などに対する正しい視方)無く、反って気賊を為し、人の正気を奪う者(用鍼無義、反為気賊、奪人正気) (4)経脈の逆従、刺鍼の迎随・補瀉を誤り、營衛を散乱させ、真気を失わしめ、邪気のみ内(五藏・体内)に著(あら)わせ(積ませ)る者(以従為逆、營衛散乱、眞気已失、邪独内著)。原文は三部九候診(詳細は『三部九候論』を参照)を経(たていと)とするが、ここでは、必ずしもそれにこだわらず、医戒(いましめ)として取意した。

鍼治の要(かなめ)の最たるものは虚実の診察(みかた)と虚・実それぞれに応じた治法(補瀉・逆随に収約

される）にある。しかし虚実を診ることが容易でないのは『内経』を数篇読むだけで知られるであろう。一例として通評虚実論をとりあげると、そこには(1)正気と邪気の虚実、(2)脈の虚実、(3)五藏の虚実、(4)経絡の虚実、(5)表裏の虚実、(6)上下（頭足）の虚実が論じられており、さらに各種の病の虚実を脈と症との逆順に照らして述べている。みだりに鍼灸して病をます者は、鍼と灸との違い、虚実の弁別と瀉血の要・不要を知らずして人をあやまつ者のことである。この一段を「大意」の前段にいわゆる「内経をよく読まざる故ならんか」の一文に重ね、離合眞邪論篇や通評虚実論などと照らしてみると太仲の真意は自ら明瞭となろう。

○　先づ禁忌を心得べきこと

一、食後に刺すべからず。

一、吐して後、中脘と章門を刺すべからず。

一、孕女(はらみめ)は合谷・三陰交・石門を刺すべからず。

一、飲食の上と飢たる時と遠行(とおあるき)したる時は刺すべからず。

一、汗出ること甚しき人と総身の動脈どこもかも甚しき人は刺すべからず。

一、大風・大雨・地震の時は刺すべからず。

一、甚だ怒りたる時と大なる憂(うれい)に逢(あい)たる時は刺すべからず。

右、常に心に藏(おさめ)て愼(つつしみ)て刺すべからず。

○鍼して誤(あやまり)し時、刺し直(なお)すべきこと

一、水分の誤は足の無名の穴

一、章門の誤は絶骨

一、血海の誤は足の三里

一、肩の誤は肩井・曲池

一、足の三里・絶骨の誤は肩井

一、腹中の誤は絶骨

一、承山の誤は絶骨

一、鍼口より血出て止らぬ時は巨骨を刺すべし。

右、もし誤るときは件(くだん)の穴にて刺し直すべし。もし(刺し直さ)ざればあるいは絶することあり、慎むべし。

○ 補瀉迎隨・直乱のこと

一、其の経の流れ、上（かみ）より始るか、下（しも）より上（のぼ）るかをよく常に暗記して迎隨の法を誤るべからず。〔注1〕

一、七十八難に曰く、病人を見て鍼を行わんと思ふ時、其の針すべき穴を左の手にて少しもみて気を至らせて刺すべし、〔注2〕と。此の法また守りて行ふべし。

一、鍼を入るること、其の病人の呼（つくいき）に隨て少し手を緩（ゆる）むれば、腹中にて針先の動くように覚ゆる気味の時、また一だん針を按（お）し入るるなり。〔注3〕是を補と云うなり。扨（さて）、病人の引く息(吸)に隨て針を抜くなり。

一、鍼を入るること、其の病人の吸（ひくいき）に隨て入れて少し手を緩めて見れば、鍼先の動くように覚ゆる時に針を動かしふるわして呼（つくいき）に隨て針を抜くな〔注4〕

り。是れ瀉法なり。

一、迎とは其の針先を其の経絡の流れに向ふて刺すを云うなり。〔注5〕

一、随とは其の針先を其の経絡に順って刺すを云うなり。〔注6〕

一、直とは〔注7〕其の経絡の順逆によらず真直に針をおろすなり。

一、乱とは捻ること。早くひねりて、扨ふるわして抜くなり。是れ大瀉法なり。〔注8〕

〔注1〕

鍼術の基本は無論「補瀉」に尽きる。が、その法に「迎随」によるものと、「呼吸」にしたがうもの（『素問』離合真邪論、『難経』七十八難などに詳しい。下文および注記を参照）

とがある。

迎随の法は、経脈の流注の方向に従って刺す（随）ものを補、その逆（迎）を瀉とする。これは経絡を重視する立場からの補瀉といってよく『霊樞』九鍼十二原・小鍼解・終始などの諸篇に詳論が見られる。試みに其の要を九鍼十二原から摘む（原文で示し、文意を添える）と次の如くである。「往者為逆、来者為順……迎而奪之（気至るを迎えて其の実を瀉す）、悪得無虚。追而濟之（気去りて小なるものを経脈の流注に随い追って補う）、悪得無実。迎之随之、以意和之。……瀉曰迎之、迎之意必持内之、放而出之（鍼を堅く持って鋭く刺し、気至れば疾く鍼をめぐらして邪気を外泄する）……補曰随之、随之意、若妄之（『甲乙経』は妄を忘に作る）、若行若按、如蚊虻止（鍼する所を按じて気を行らし、蚊虻がとまる如く軽く巧みに鍼を入れ）、如留如還（鍼を留め、出す）。去如絃絶（鍼を出す際は絃の絶ゆるが如く軽く且つ敏捷にし）、令左属右、其気故止、外門已閉、中気乃実（右手に鍼を出し、左手は随って鍼口を閉じ按じて神気を内に留める）」

本書はただ「迎随の法を誤るべからず」と記しているにすぎないが、この項全体の文章のうちには当然右のことがらが含意される。

〔注2〕

『難経』七十八難は鍼の補瀉を論ずる。其の要は吸にしたがって鍼を内れ、呼を候って鍼を抜いて気を出すのが瀉法、呼が尽きるときに鍼を内れ静かにこれを留め、吸を候って鍼を引き直ちに鍼口を推闔（とじる）して神気を留めるのを補法とする。（『素問』離合真邪論篇・鍼解篇に詳論がある）。然し「補瀉の法は必ずしも呼・吸に鍼を出内するのみに非ず」、気の往来・至・不至を感得することこそ肝要である。故に下文に謂う。「鍼を為すを知る者は、其の左（押手）を信（もち）い、鍼を為すを知らざる者は其の右（刺手）を信（もち）いる。当にこれを刺さんとする時は、必ず先ず左手を以て鍼する所の榮兪の處を壓按（おしてあんずる）（塞按）し、弾いてこれを努（はげ）まし、爪してこれを下（お）し、其の気の来ること動脈の状の如き（を得る時）鍼を順（めぐら）（循）してこれを刺す」べきである、と。この段の「針すべき穴をもみて気を至らせて刺すべし」とは、以上の如く、鍼を刺入する前に行うべき手順をいう。

〔注3〕

七十八難では前の文に引用・注記した文につづけて刺入後の鍼の操作を次のように述べる。「得気因推而内之、是謂補」と。補法の鍼は刺入後、気を得れば更に推（お）し入れて気を留める。而して「吸」にしたがって鍼を出し鍼口を推闔（とじる）、この謂である。

〔注4〕

同じく七十八難に「動而伸之、是謂瀉」とある。刺入後、鍼先を動揺させ、呼気とともに鍼を抜いて邪気を放出することをいう。

〔注5〕

終始篇に「瀉者迎之」、小鍼解篇に「迎而奪之者、瀉也」、九鍼十二原篇に「迎而奪之、悪得無虚」と見え、『素問』離合真邪論篇の王冰の注に「鍼経云、瀉曰迎之……」とある。

この項の注1を参照。

〔注6〕

九鍼十二原篇に「補曰随之」と見える（注〈迎随の法〉を参照）。また同篇・終始篇・小鍼解篇は、随による補法を「追而濟之」と記し、経脈の流注に順って虚を追い補う意とする。

〔注7〕

直刺の語は『霊樞』九鉄十二原篇に「持鍼之道、堅者為寶、正指直刺、無鍼左右、神在秋毫」と見え、官鍼篇では十二刺（第四章）と五刺（第六章）とを論じた箇所に直入、直刺、直入直出の法とその目標の明示がある。これらの記載によると、鍼を持つ道の基本は先ず鍼を堅持し、直刺して病所に達せしめることにある。ただし病の種類により浅深に差異があり一様では決してない。例えば、直鍼刺は寒気の浅きものを治するが、その刺法は「皮を引いて乃ち（直刺）入」し浅部の邪気を去る。一方、輸刺は直入直出（鍼を鋭く入出）し、時に深く刺して「気盛にして熱する者を治す」。また、賛刺は、発にわたって鍼を浅く直入直出して血を出し、癰腫を治す。五臓に応ずる五刺の中でも輸刺は深く刺して骨にまで至らしめて骨痺を治するが、これも直入直出の鍼を用いる。このように刺の浅深に差異はあっても刺法の基本が直刺にあることを本書は云うのである。ただし第一章に指示されている個別の刺法については自ら別である。

〔注8〕

乱刺法は瀉血療法の一つ。膿をもつ腫れもの、ムカデにかまれたり、ハチにさされた場合などに浅く乱刺し、あるいは刺入した鍼灸を捻り、はねるようにしてすばやく抜く刺法で多くの場合は毒血を出す。本書ではこれを「秘傳」114・瘡腫に応用し、スネクサの類に対しても「乱に浅く刺して血を出す」指示がある。

○別　傳

一、水分・中脘・下脘・気海・関元・鳩尾
　右腹部六穴に別傳あり。雞足の傳[注]と云う。先ず一寸刺して五分抜き上げて五分は抜残(ぬきのこ)し、それより上へ向けて一寸許(ばか)りひねり、また抜残して左へ向けて一寸許(ばか)りひねり、また抜残して右へ向けて一寸許(ばか)りひねり、また抜残して正直(まっすぐ)に刺して抜く。此を鶏足という。

一、頭中手足などの肉のうすき所は皆針を仆(ふせ)て刺すべし。

一、大椎は針先を上へ向けて刺す。

一、承山は何時(いつ)も迎に刺すべし。

一、天突は針先を下へ向けて刺す。

一、委中は何時(いつ)も随法に刺すべし。

一、鳩尾は下へ仆し、あるいは上へ仆すべし。

一、瘂門を誤れば人を瘂にするなり。

〔注〕

雞足の刺法は①『霊樞』官鍼第七と②衛気失常第五十九の両篇に次のように見える。

①（五蔵に応ずる五刺の）第四は合刺である。（官鍼篇は合谷刺に作るが、『大素』には谷・の字無し。大素に従う）。合刺は左右雞足、分肉の門に鍼して以て肌痺を取る。此れは脾に應ずる。『霊樞講義』（渋江抽斎）はこの刺法を「向上臥、鍼三進三引、復向下臥、鍼送入」と註記する。

②衛気が腹中に留り搐積して行らず、苑蘊として常所を得ず、人身の肢脇・胃中を満（脹）させ、喘息・逆息する者の中でも重き者は雞足を取る。（失常の衛気が胸中に積む者は上、すなわち人迎・天突・喉中を寫す。下・腹中に積む者は三里と気街を寫す。上下皆満つる

者は上下と季脇の下一寸を取る)。ただし脈を診してみて大にして弦急の者、脈の絶えて至らない者、腹皮急甚の者に刺してはならない、と。

雞足の法は要するに刺鍼部を中点として抜きのこしながら前後左右を攅合刺する刺法をいう。その主旨は官鍼篇の第五章に論述される「三刺」が最も宜を得ているようである。すなわち、先ず邪気(陽邪)を逐い、血気至れば更に刺して陰気の邪を導き、最後に正直に深く刺して穀気を下し、營衛・陰陽・気血を調える刺法(胃気の紹致を一つの主眼とする)である。徳本流治鍼術が任脈・正中線を最も重視していることは「中脘は妙穴たることを心得べきこと」の脚注で述べるが、ここでの取穴が胸腹部の任脈諸穴であることに注目すべきである。

○不食を治する傳―不食は人の天なり。故に別に此の條を出すなり。不食する證には先づ陰都二穴、次に下脘（補法）、其の次に通谷（隨法）、また次に中脘・天樞を刺すべし。如此（かくのごとく）すること三日に及びて効なきときは火気を入るるべし。（即ち）臍の中（神闕という）に焼塩をうづめて其の上より灸七壮あるいは十四壮すべし。〔注〕

〔注〕

いわゆるヘソ灸・塩灸である。本書では臍中（神闕）を兪穴に挙げていないが任脈に帰属する。その主治を例えば『鍼灸則』（菅沼周圭著）では「卒中省（かえり）みざる者、卒霍乱（コレラ）、転筋腹に入りて四肢厥冷し絶えんとする者」と記載する。臍中を神闕と呼ぶゆえんは「五臓の神気の往来する所」（荻野台洲先生口受『腹脉診奥』）、「下真気と上真気とが往来する門』（『台州先生腹診論』診神闕之法）とされるからである。神闕を診する法によると、臍は深大にして堅く、上下左右熱着して動かず、周辺の輪郭が堅いのを善しとする。輪郭の剛柔盈蝕によって虚実を弁じ、臍に動悸をふれる者（五臓の敗壊した者）についてでは腎間の動悸と見合わせて死生を決するのである。臍灸については『鍼灸重宝記』に「気付には何様なるにも神闕、関元に灸、数百壮すべし」（諸の気付の項）とあり、浅井図南の『図南先生腹診秘訣』にも次の記載がある。「案ずるに神闕の穴などは灸の禁甚し。（無論、禁鍼穴でもある）。然れども卒中昏倒する者には艾炷指の如くにして生を回（めぐら）すの妙術あり」と。また『鍼灸則』では陰証傷寒、中寒、霍乱、一切の経水諸病、慢驚風、厥症頓死する者に、『鍼灸卒病』（田中尚房著）では〈急慢驚風、ともに鍼を行いて効なく死せんとする時〉に臍灸を応用する。不食に臍灸するのは脾の中気が虚損し、五臓の気が衰えた諸不足の状態に対する治法である。本書ではまた「秘傳の條々」の㊷痢病の項に「焼塩を臍中に填め」た臍灸（一二百壮）を指示してあるので注記を参照されたい。

○　阿是問答の穴と云うこと

およそ其の病人の背、あるいは腹、あるいは手足にても、其の骨肉を按じてみてよく答（こたう）ると云う所を灸針ともに施すなり。あるいは腹の病に背より行い、背の病に腹よりも脇よりも刺すことあり。時の宜（よろし）きに随うべし。

○　中脘は妙穴たることを心得べきこと

夫れ中脘は胃の募、榮衛の始末なり。〔注〕故に万病に用う。但、胃虚の人と血色なき人と、およそ虚人には深く刺すことを忌むなり。誤って胃虚の人を刺すときは、一身の根本たる榮衛を失するなり。君子これを思え。中にも中脘は一切の吐血、飜胃、嘔吐、噯気、久瀉、諸熱等を治するなり。然れども胃虚の人を刺して誤まること勿（なか）れ。よく心をひそめて胃の虚実をわかつべし、これを慎め、これを慎め。

〔注〕

中脘は上脘の下一寸に在り、別名を太倉、太倉上紀、胃脘、胃腑（府）などという。任脈に属し胃経の募穴にあたる。募穴は腹募ともいい臟腑の経気の募結するところ。胸腹部に分布するが、その半数は腹部正中線（任脈）上に在り、診断と治療の両面から重要視される。榮は脈（経脈）中を循る水穀（摂取飲食物）の精気、衛は脈外（体表皮膚の中、分肉の間）を循り盲膜を熏じて胸腹に散布する水穀の悍気のこと。人身を栄養・周流する気血のはたらきを総称して「榮衛」といい、『素問』痺論、『霊樞』榮衛生會篇・榮気篇・邪客篇、『難経』三十難などに詳論がある。胃は水穀の受納・腐熟を主り、水穀の海・五臓六腑の海・五穀の腑・太倉などの呼称があり、脾胃と合称して後天の本という。中脘は胃脘の中央（胃体）に位置する要穴であることから「榮衛の始末」とみなされるのである。徳本流の大きな特色の一つが、この中脘穴に対する処置と正中線（任脈）の治法にあることに注目すべきである。

なお参考までに『徳本多賀流針穴秘傳』によると、胃腑（中脘）の主治は「食傷、不食」とあり、刺法は「吐は上へ少し向けて刺し、下は少し下へ向けて刺す」という。病症の項では泄瀉・腫気・頓死・牙歯痛・筋脈瘛瘲等にも中脘穴を用い、邪気甚しきものには鍼を深く刺すべしという。「万病に用いる」所以である。同書に収載された附図（「傳道鍼穴秘事」という）は左の如きものである。

傳道鍼穴秘事

甲斐國德本多賀流

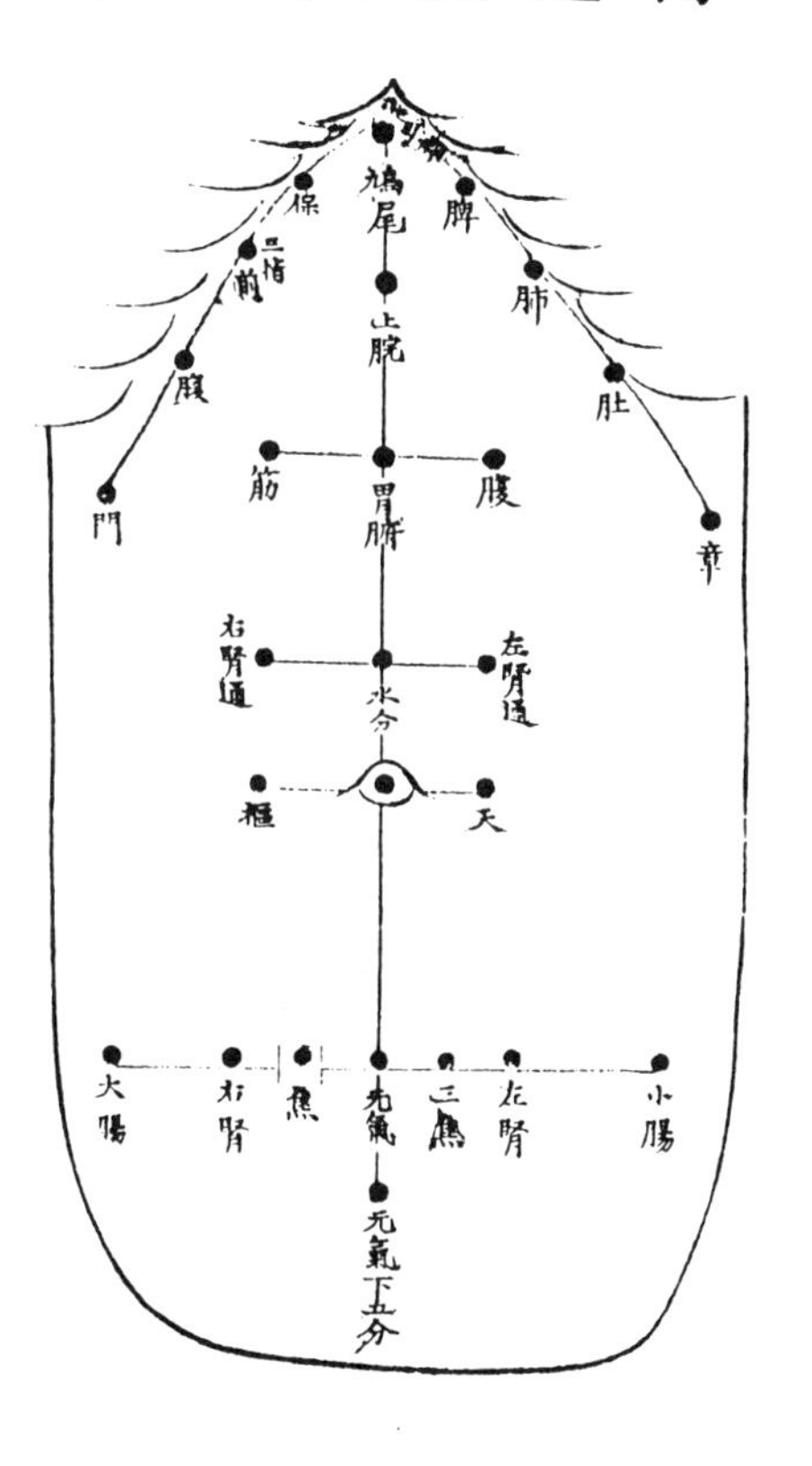

○　秘傳の條々

①気附鍼。　気つけのはり。

隠白（一分）　足の三里（五分）。

②日腫。[注1]　はやけんへき、いきのならぬは即ち卒厥病なり。甚だ大切の症なり。一時半時の間に死するなり。

腹痛・煩悶、人事を省みず、あるいは肩強ばり、胸へ引きて痛み、死せんとするなり。また腫物を発することあり。また前髪際のほとりに腫を発する者は朝に発して夕に死するなり。

《治方》　肩井[注2](四分)　曲池[注3](七分)　尺澤[注4](三分)

此の三穴より血を取りてよし。但しランセッタ(lancetta)[注5]にて刎ね切りて血を出すべし。また甚だ重き症は肩あるいは二椎・三椎のあたりを、[注6]小刀あるいはカミソリにて一寸ばかり切りさきて血を出すべし。かくのごとくせざれば即ち死するものなり。

③喉痺[注1]（こうひ）。　にわかに咽喉（のんど）のはれふさがる。
温溜[注2]（三分）天突[注3]（一分）合谷[注4]（五分）を刺すべし。鬼当[注5]　少商[注6]（各一分）血を取る。

④癲癇[注]。　てんかん。
鳩尾（五分、下へふせて刺す）、百会（三分）中脘（八分）

⑤卒中風、人事を知らず、牙関緊急す。

そっちゅう風、正体なく、はをくいしめたる人。

人中〔注1〕（二、三分）臨泣〔注2〕（二分）合谷（三分から五分）

⑥中魚毒。　うをのどくにあたる。

中脘（八分）梁門（一寸）

⑦河豚毒。　ふぐのどくにあたる。

尺澤（三分）少商（一分）鬼當（一分）。以上（の諸穴より）血を取る。

⑧痰厥、昏昧卒倒。　たんつまりて急にたおれたる。

関元（一寸）気海（八分）臨泣（二分）湧泉（五分）

⑨小児驚風[注]。　きょうふう。

風門・腎兪（各々十四壮灸すべし）。甚だ妙なり。

⑩心腹卒痛、自汗出づる者。むねはら急にいたみ、あせのいづるに。

間使[注]（五分）神門（四分）列缺（三分）甚しき者は大敦の血を出すべし。

⑪喘促　急迫。　ぜんそく、かたにていきする人。

湧泉[注1]（五分）勞宮[注2]（二分）甚だ妙なり。

⑫転筋・脚気。[注]　かっけ、すじのつまる人に。

承山（直刺、五分）

⑬中風、足麻痺、痿弱、痛痒を覚えず。

中風、手足しびれ、なえたる人。

風市の外二寸、また上へ二寸の処、足の三里の外二寸の処。

⑭慢驚風、[注1]搐搦（ちくでき）、反張、熱少なき者。

まんきょうふう、そりかえりたる小児。

中脘（五分）委中（三分）泉生足[注2]（二分）

⑮省目。〔注〕　日暮れかたより目のみえぬもの。

少商　血を出す。但しランセッタにて刎ね切りてよし。

⑯疔　面の内　手足にせつ(癤)の出（きる）もの。

大事の症なり。手足あるいは鼻の下に小さく出て初めかゆく、さて痛みて一日の中にも死するものあり。急なるものなり。

頸項より上み(上部)及び手は、先ず其の発する所に針して血を取り、列缺の上み(上部)三寸・陥中に灸三五壮。妙なり。

⑰金瘡気附鍼。　刀にてきられし人の気つけ。

労宮（二分あるいは一寸）百会（二分）関衝（二分）

⑱金瘡、瘀血逆上して心を攻め狂気するもの。
　きりきずの悪血せめのぼり、気のちがう人。
百会（二分）足の三里（五分）合谷（三分あるいは五分）

⑲陰丸を打撲して気を絶する者。　きん玉（こうがん）を打て気を失う人。
必ず陰囊に赤筋あるなり。其の集りたる根に唐茴香（ういきょう）を粉にして、ツバにて堅（かた）め敷（しき）て、其の上に灸三五壮　関元（七壮）

⑳小便閉じて悶絶する者。〔注〕　小便つまりの人。
先づ塩一二舛を湯に煎じて大だらいに入れて腰湯をさせて、さて蒲團に寝させて四満の穴（ただし臍下二寸の傍五分の処なり）へ鍼先を両方より内に

て ✕かくのごとくになるように刺すべし。但し深く刺してよし。其の後、委陽〔注2〕（尻の横文（オウモン）より六寸下なり）に五分刺すべし。若し孕婦は委陽の穴ばかり刺すべし。

㉑呑酸刺心。　むねのやく人。

泉生足（一分）足の中指の両ふしの正中、若し甚しきものは灸すべし。

㉒悪しき痘瘡にて血熱の甚しき者。　あしきとうそうに血をとるべきこと。其の小児の中指の中の折一折を取り、その三折分を委中の横文にあてて盡きる所をランセッタにて刎ね切りて血を取るべし。但だ痘瘡ここかしこに出る時分に行ふてよし。遅ければ益なし。

㉓高きに登りて落ち気を絶する者。　高き所より落て気を失ふ。

廉泉（五分）労宮（八分）但だ此の時ばかり八分刺すべし。常には深く刺すべからず。

㉔休息痢。　げりびょう。

気海（八分）天樞（五分）甚しき者は灸すべし。

㉕胸痛み口噤する者。　むねいたみて、とりつめたる人。

大陵[注1]（八分）神門[注2]（三分）期門[注3]（四分）各々刺すべし

㉖鵝掌風。　うらむしにて手のひらの皮のむけ、さけなどするに。

間使（灸七壮）

㉗腹痛。　はらのいたみ。

建里（八分）三陰交・大衝（三分）大白・大淵（二分）大陵（八分）また

阿是問答の法を用うべし。

㉘また方。　はらのいたみ。

臍の上痛む者には中脘（八分）豊隆（五分）

臍の下は三陰交（三分）陰陵泉〔注〕（五分）

㉙食傷。　しょくあたり。

中脘・天樞（八分）梁門（一寸）公孫（四分）

吐せんと欲する者は中脘（八分）

㉚積聚。　しゃくつかえ。

章門〔注〕・期門（六分）関元（一寸あるいは二寸）

㉛また方。　しゃくつかえ。

天樞・中脘（一寸）およそ積の正中を刺すべからず。其の動ずる物を除きて其の傍を刺すべし。

㉜胃脘痛。　むねよりへその上いたむ人。

肝兪（三分）脾兪（三分）足の三里（五分）

㉝心下痞悶・不食。　むねの下つかえてふしょく(不食)する人。

湧泉（五分）大白（三分）大梁（八分）神門（三分）

㉞胸痛。　むねのいたみ。

中脘・巨闕[注]（八分）章門（六分）但し吐法をもって痰を吐すべし。

㉟黐胃。　食物をはくやまひ。

下脘（八分）足の三里（五分）胃兪（三分）膈兪（三分）

㊱腹脹硬あるいは小腹堅。　ふかみがたく、おしてはらはりたる人

中脘（八分）三陰交・大谿〔注〕（三分）脾兪（三分）

㊲背痛。　せのいたみ。

委中（五分）承山（七分）崑論（こんろん）（三分五分）

㊳肩痛。　かたのいたみ。

肩髃（手をあげてくぼむ所）・曲池（各一寸）合谷（三分五分）

㊴臂（ひ）痛。　ひじのいたみ。

肩髃（一寸）手の三里（五分）

㊵腕痛。　うでのいたみ。

陽池（手の甲の横文のくぼみ、三分）腕骨（手の外くろふしの骨のきわ　三分）手の三里（五分）

㊶頸項攣痛。　くびすじひきつりいたみ。

風池（三分）風府（三分）

㊷痢病。[注]　赤なめ、白なめ、しぶりはら。

中脘（八分）天樞（五分）関元（一寸）また焼塩を以て臍中に塡めて灸すること、一・二百壮

㊸また極効の方。

中脘（一寸）天樞（一寸五分）腰眼（五分）痞根（一寸二分）

㊹泄瀉。

石門[注]（五分）四満（四分）中脘（八分）天樞（五分）

㊺裏急後重。　しぶりはら。いきみても通ぜぬ人。

気海（八分、臍下一寸五分の所）関元（臍下三寸の所、一寸）

㊻嘔逆。　からえづき。

内関（五分）関元（一寸）

㊼頭痛。　づつう
百會〔注〕・通天（二分）印堂（三分。針を下へふせて刺すべし）風池（三分）
風府（三分）足の三里（五分）
㊽腰痛。　こしのいたみ。
委中〔注〕（五分）膀胱兪（三分。背の十九椎の開二寸）
㊾咳嗽。　せき・しわぶき。
前谷（一分）曲澤（三分）肓膏（五分）
㊿咳血。　せきに血のまじる人。
風門（三分）尺澤（三分）足の三里（五分）

(51)吐血。　血をはく人。

神門（三分）中脘（一寸）関元（一寸三分）三里（五分）

(52)衂血。　はな血いづる人。

瘂門（四分）尺澤（三分）足の三里（五分）合谷（三分五分）

(53)下血。　血のくだる人。

石門（五分）天樞（八分）百會（二分）委中（五分）三陰交・隠白（三分）

(54)口舌生瘡。　口中(こうちゅう)またした(舌)にかさいづる人。

勞宮（二分）合谷（三五分）甚しきときは血を取りて甚だ妙なり。

㊺黄疸。　おうだん。
中脘（八分）梁門（一寸）

㊻腰痛。　せんき[注1]のこしのいたみ。
委中（五分）膀胱（三分）また八窌（りょう）[注2]の穴を灸すべし。

㊼瘧疾。　ぎゃく、おこり。旧（ふるく）わらわやみと云う。
章門（六分）京門（一寸）若し二日に一発の人には後谿（一分）申脈（三分）三里（五分）を加うるなり。

㊽截瘧。　おこり起きるに刺すべき妙術。

隠白（一分）少商（一分）章門（七分）大椎（正中、五分）各々平旦(よあけ)に刺すべし。

⑸眩暈。　めまい。

上星・風池・天柱（三分）足の三里（五分）

⑹淋病。　りんびょう。

膀胱（三分）関元（一寸）腎兪（三分）小腸兪（三分）

⑹遺精。　路(おおいに)（露(あらわれて)。また羸(るい)の義）せつ（泄）する人。

十四椎背骨を去ること三行通りを灸すること二七壮あるいは三七壮。

62脚気。　かっけ。

風池（三分）風市・陰市（四分）三里（足）（五分）絶骨[注1]・陽陵[注2]（各六分）

63水腫。　しゅき(腫気)、はれやまい。

臍の傍四穴 ⁘（△は臍中。すなわち神闕）同身寸二寸二分ずつ臍を去りて四穴なり。刺すべし、あるいは灸すべし

関元(一寸)三陰交(三分)但し腫(はれ)の多少に依りて刺に浅深あり。

64水腫遍身満つる者。　すいしゅ総身はれたる人。

天樞（五分）梁門（一寸）関元（一寸五分）

⑥⑤眼目。　めのやまい。
およそ眼あるいは腫れて晩赤く痛み、また赤肉眼中に出て目やに多く爛る（ただる）等の症は血をとり、針してよし。其の外は血を取ることなかれ

⑥⑥眼中血多く痛み、あるいは爛るる眩者。
目の内に血の多き人またただれ目。
百會・瞳子窌（二分）上星（四分、後へふせて）臨泣（二分）合谷（三五分）

⑥⑦陰丸腫・便毒・下疳・玉茎腫。　よこね、かんそう、くきのはれたる人。
横骨（一寸）臍下四寸の傍相去ること一寸五分ずつの処。

(68)面瘡。　かお（顔）の内のでもの
労宮（二分）あるいは少血をとるべし。

(69)溺死。　水におぼれたる人。
先ず醋を口中へ入れておき鳩尾を深く刺して水を吐さすれば生きるなり。
常には鳩尾を深刺することなかれ。鍼を仆（たお）して刺すべし

(70)難産。　なんざん甚だ妙なり。必ずすくうべし。
関元（臍下三寸）…かくのごとく深さ二寸あるいは三寸、人の肥瘦（こえやせ）によりて刺すべし。必ず生むなり。

(71)また方。　是を陽龍の傳という。人をすくう事たびたびなり、必ずすくうべし。

十四椎の開（二行通り）二穴、十五椎の開（同）二穴、刺すべし、妙なり。

(72)阿蘭陀(オランダ)人口授の秘薬。[注]　甚だ妙剤なり、まことに日本の宝とおもふなり。

サフラン（五分細末）肉桂（一戔）右二味細末、別に白百合(ゆり)の花を二匁(モンメ)、常の如く煎じてかすを去り、右の細末をかき立て、茶碗八分目用うべし。即時に生むなり。

治　例

死胎を下し、難産を下し、胞衣を下す。

(73)産後の血暈[注1]の気附。　さんごのむり（無理）したる時。
湧泉（五分）中衝[注2]（二分）勞宮（二分三分）

(74)また方。　血暈[注]及び瘀血に因(よ)りて狂気する者。おけつの症、気のちがう人。
合谷（四分）三里（五分）百會（二分後へ仆(ふせ)て）三陰交（三分）

(75)産後、悪露下らず、胸腹痛み妨悶する者。[注]
おけつよく下りかねて、むねはらいたむ人。
関元（一寸あるいは一寸五分）三陰交（三分）

(76)臍下の結塊、伏杯の如き者。　へその下のかたまり、手にあたる事こぶしを入るるごとし。

間使（五分あるいは灸）大谿（灸三壮、はり三分）三陰交（三分、灸三壮）

(77)婦人、腰痛甚しく小便渋る者。　女こしいたみて小べんしぶる人。

胞肓〔注〕（背の十九椎開三寸の処、鍼五分、あるいは灸五十壮）

(78)経閉じ〔注〕塊を作す者。　月やくとどこおりてかたまりになる人。

関元（一寸。もし久しく愈えざる者は灸三十壮、一ケ年三度）

(79)霍乱嘔吐する者。　かくらん、はくことしげく、からえづきある人。

支溝〔注〕（五分）

⑧⓪霍乱吐瀉する者。　かくらん、はきたり、下したりする人。

支溝（五分）尺澤（三分）三里（五分）大白（三分）

⑧①乾霍乱、〔注〕吐瀉なくして唯だ悶絶する者。

かくらん、吐も瀉もなく、もんぜつする人。

委中（五分、刺して早く血を出すべし）

加鍼　臍の上痛む者には三里（五分）を加え、臍の下（痛む者）には陰陵泉（五分）を加え、臍を俠んで痛む者には上廉（三分）を加う。腰に引きて痛む者には大白（三分）を加え、心腹脹満する者には内庭・絶骨（各三分）を加え、転筋する者には至陰（一分）を加う。

(82)霍乱[注]は吐を取りて以て先と為す。　かくらんは、はやく吐きてよき事。湯と水と等分にして温(あたたか)き塩湯にして、椀も三わんも用い吐してよし。是れ上策なり。其後は症に随いて薬治すべきなり。

(83)陰煩する者、一に離魂病という。　何となくもだえて死せんとする人。
大椎（正中、五分鍼先を上へ向けて）

(84)縊死する者。　くびをくくりて死する人。
先ずソロソロと抱きおろして介抱し、人三四人にて抱きて、とくと床に臥(ね)

させて後、陽陵泉を刺す(瀉法)、其の次に間使・陽池を刺す。

(85)盗汗。　ねあせいづる人。

腰より上に汗ある者は陰都・間使。腰より下に汗ある者は関元・天樞（各一寸）。

(86)筋急。　あしの筋ひきつる人。

陽陵泉（六分）三陰交（三分）公孫（五分）崑崙（三分）。膝下痛には公孫（三分）崑崙（三分）。膝上痛には陽陵泉（六分）三陰交（四分）

(87)諸病、吐を取らんとするときは刺すべき事。　諸病、吐かせたくおもう時。
中脘（一寸）太祖（ハリ先を上へ向けて三分）陽谷（一分）
若し効かざるときは三里(足)・鳩尾

(88)嘔吐。　からえづき、あるいは物をはく人。
鳩尾（針を下へふせて）関元（一寸）三里（五分）効かざるときは下脘・
胃兪を刺すべし。また効かざるときは中脘を刺すなり。

(89)痰厥、絶えんとす。　痰、胸膈に塞(ふさが)り昏迷する者。　たんのはりて死なんとする人。
中府（五六分、甚しければ一寸半）但しよく其の兪を揉(もみ)てよし。禁穴の故なり。

(90)大便閉。　大べんつまりて、また久しくせぬ人。

関元（二寸）痞根[注]（一寸二分）

(91)遺尿。　ねしょうべん、またざしき（座敷）にてもらす人。

先ず其の腹を診するに腹偏にして平（たいらか）ならざるものなり。其の高き方の天枢・梁門・陰都を刺すべし。両方ともに平ならば中極の穴を灸七壮。若し治せざる者はふたたびこれに灸す。また気海（八分）大敦（三分）灸鍼ともによろし。

⑨②早瘡。　はやくさとて大切の症なり。
手足あるいは顔面・胸背に発して煩悶し、腹脹り、其の熱火の如く、痛み忍ぶべからず。毒気裏に入るときは小腹・陰丸脹り、また黒色面上に生ずる者は死す。早く横に切さきて血をとるべし。

⑨③子癇。〔注〕　母のはらの内にて子が狂うて気を失うなり。
巨闕（六分）合谷（補法、四分）三陰交（瀉法、四分）

⑨④陰臭。　女のまえのくさきはたびたびさしてよし。
大敦（三分）大陰（八分）中衝（二分）行間（三分）

(95)内下疳、莖中痛。ウミ出るなり。りんびょうとはちがふなり。
石門（五分）関元（一寸）気海（八分）曲骨（六分）大敦（二分）血を出す。僕参（灸三壮）

(96)癩病。　さんびょう、かったいともいう。
人中（二、三分）肩井（四分）尺澤（三分）、各々三陵針をもって血をとる。
また委中を加え、あるいは面部・手足ともにふしだちたる所は皆刺して血をとるなり。

(97)積聚、腹脹りて石の如く、坐臥安からず、二便渋り、上気、遍身腫る。
しゃくじゅうにありて石のごとく、小便つうぜず、総身はれる人。

復留（三分）三里（五分）陰陵泉（五分）上脘（八分）承満（三分）

(98)中寒、[注]身に熱なく、吐瀉・腹痛し、厥冷、肘を過ぐる如き者。　甚しく寒毒にあたりてひえあがりて吐瀉し、はらいたむ人。

咽渇せざれば陰交・気海各々灸すべし。衣を引き身をもってこれを温むべし。

(99)中暑、口渇あるいは吐瀉。　暑気にあたりて口かわき、はきくだしする人。

内関（五分）三里（五分）大白（三分）魚際（一分）

(100)中暑、卒倒・角弓・反張し、手足搐搦。　しょ（暑）にあたりてそりかえりたる人。

風池（三分）百會（二分）長強（二十一椎の下なり、三分）崑崙（三分）
三里（五分）

(101)崩血。　にわかに血がくだりて死せんとする人。

大衝（三分）気海（八分）三陰交（四分）中極（六分）大敦（二分）

(102)瘀血、心腹痛み、忍ぶべからざる者。　ふる血にてむねはらいたむ人。

委中（血を取る）阿是（但し正中を刺さず、塊（かたまり）の際（きわ）を刺すべし）。

(103)小児の舌瘡。　子どものしたにかさ出る時。

手の小指の表、爪の際（きわ）より血を取るべし。

(104)小児の夜啼。　小児のよなきに。

中関（二分三分、其の児の小大をはかりて刺すべし、また灸すべし）。

(105)急驚風〔注〕。　きゅうきょう風、目を引きつけたるに。

中脘（八分）印堂（いんどう）（二分、仆（ふ）せて）幽門（一寸）章門（六分）

(106)死胎、必ず脈沈にして小腹冷ゆるなり。

なんざん、死胎をくだすに。

合谷（三分）三陰交（五分）足の小指のとがりに灸・鍼ともによし。

(107)乳腫痛。　ちちのはれたる人。

臨泣（二分）三里（五分）神門（三分）三陰交（四分）

(108)吐乳止まず。　小児ちちをはく時。

中脘（五六分）

(109)中湿、腰背拘急し、脚重疼痛。　しつ（湿）にあたりて、こし・せなか・あし引きつりいたむ人。

風池（三分）中脘（八分）絶骨（六分）風市（四分）

(110)注夏病。　なつの時びょうもち。春の末、夏の初に頭眩・眼花・腿酸(しびれ)・脚軟(だるく)、五心煩熱(ほめき)し、口苦く口乾き、力無く、好(よ)く眠り、食少なく、胸膈利せざる者。

膏肓（三分）肺兪（三分）患門（三分）

(111)咽喉塞(ふさが)り三日水穀通らず。　こうひ（喉痺）二三日薬水ともに通らぬ人。

鬼當（一分）少商、各々血をとる

(112)赤白帯下の妙灸。　しら血・長血の妙灸。

患人を竹馬に乗せ、督脈を上ること五寸の所に一点、また其の開一寸五分に（∴）かくのごとく取り、また其の下に（∴）かくのごとくに取り、都(すべ)て六穴なり。体虚の人は七壮ずつ、体実の人は十一壮あるいは十四壮。

⑬痢病・脱肛・五痔・下血　しぶりはら、でぢ、すべてのぢ、はしりぢ。

十二椎の下の灸　甚だ妙なり。

⑭瘡腫、癧瘡、諸瘡之事。〔注1〕

何（いづれ）の処（ところ）に発することを問わず、およそ痒みある瘡腫は皆ランセッタをもって刺して血を出すこと三・五度に及びて治するなり。あるいは三稜鍼をもって血をとりてよし。もっともスネクサの類は瘡（くさ）の中、あるいはまわりを乱に浅く刺して血を出す〔注2〕にしくことなし。但し痒みあるのみにかぎらず痛む瘡も刺してよし。また打身の悪血のよりたる所も刺してよし。またうでの痛みは尺澤を刺して血を出してよし。あるいは股、其のほか脚部の痛みは委中を刺して血をとるべし。

秘傳の條々脚注

②の脚注　日腫

〔注1〕

日腫は我国の民間に行われた俗称。早痃癖、速痃癖、内肩、早打肩（痃癖卒痛）、青筋、豆クイ（豆嚙あるいは豆嚼の字をあてる）等ともよばれた。（『病名彙解』、『徳本多賀流鍼灸秘傳』、『東門隨筆』、『日本医学史』等を参照）。その症候は心痛（厥心痛と真心痛とがある）に類似して卒倒気絶、肩背の重・強・凝、胸痛、痃癖卒痛などの急症状を呈し、卒厥病、尸厥、痧病、胸絞発作あるいは胸絞症（Angina Pectoris）等に比擬される。以下に関連記載を示して参考に供する。

(1)「速打肩、本邦尤多。但高貴家無有、負量労力、脳怒欝結不散、令気促迫、則一時気逆血止、瘀血與結気併、上攻刺於心肺、卒倒気絶、至不救者多。惟急鍼膏肓、出血泄気、卽活者間有之也。此症會不灸膏肓、覚気寒肩背重者、卒致此患、以此為候。按速、急也。打、打破也。膏肓乃近肩處、故世俗以速打肩名之哉」と記し、また南谿醫話に「北国にはハイと云い、伊勢路には早打肩と云い、あるいは早痃癖と云う。……唐土の痧病の類にや」と云う。またこれを青筋（万病回春に出づ）に擬する説あるを見れば、この症は心臓の疾患にして、胸絞症（Angina pectoris）に近きものならん。」

（『日本医学史』第十章・疾病史、第二章・心臓病、胸絞症）

(2)「倭俗に日腫という病あり。其の症、時に眼昏みて殆んど絶えんとす。是れ當に尸厥たるべし。疔腫、口鼻の邊に生じて此くの如し。温溜の二穴に灸して効あり。およそ疔腫の灸艾は宜しく大なるべし。若し熱を知らざるときは宜しく熱を知るに及ぶべし。」（『鍼灸則』附録）

(3)「ハヤケンペキノ灸。一名、内カタ、日腫、セイキン、豆クイ。病人の脇の下、其人ノ手ヲ以て一束ノ下ノ肋骨ノ間ナリ。三壮灸ス。男ハ左、女ハ右ナリ。

（『徳本流灸治法』。『知足齋永田先生遺稿』所収）

(4)『鍼灸卒病』（尾張藩医官・田中尚房。この書については解説の「別伝」の項に述べた）に附註した神谷卓（『鍼灸卒病私解』日腫の項）によると、日腫を『癰疽神秘灸経』にいう髮疽（前髪際にできる腫れもの）鬢疽（耳際の髪の辺にできる腫れもの）とする。『卒病』の治法は『極秘抄』と同じく肩井、曲池、尺澤の三穴を刺して血を出す。「甚者は快刀を以て、二椎三椎の辺を二寸（極秘抄では一寸とする）許軽く割いて血を出す。然らざれば則ち卒死して起きず」とある記載も本書と共通する。

〔注2〕

肩井は胆経の要穴。肩上の陥中、缺盆の上、大骨（肩胛棘）の前一寸半に在り。三指を以て按じてこれを取り、中指の下陥中に當る（『十四経発揮』、『鍼灸大成』、『鍼灸則』）。中指の下陥中は棘上窩の中央、大椎と肩髃とを結ぶ線の中央の陥中に當り、諸経が交会する要処である。故に『甲乙経』に「手の少陽と陽維の会」とあり、『古今醫統』・『鍼灸大成』・『和漢三才図会』などに「手足の少陽、足の陽明、陽維（四脈）の会」という。『大成』に至っては「入りて五臓に連なる」と附記し「中風気塞、涎上不語、気逆、婦人の難産、墮胎の後の手足の厥逆を主る。肩井に鍼すればたちどころに愈ゆ。（中略）若し深く刺して悶絶すれば急に足の三里を補う」と記載。『鍼灸則』も右と同様で「また乳癰を治して極効あり」と記している。

〔注2・追補①〕

◎『説約』――脚気上攻、虚労、瘰癧、頸項腫れて回顧（こうべをめぐらす）することを得ざるを治す。一に云う、血暈・手足厥逆を治すと。鍼五分灸七壮。按ずるに此の穴（肩井）は劇症にあらざれば則ち鍼すべからず。誤まりて宗脈に中れば人をして昏冒せしむ。（しかし）脚気上って心を衝き、喉痺水粒下らず、婦人の血暈など瞬息に争う者は此の穴を刺すにあらざれば其の傾覆を救う能わず。千金に云う、難産には鍼一寸、上気歓逆するものには灸二百壮、と。

◎『随筆』――卒倒卒死の者は多く前に肩の凝るものなり。是は気逆につれ、瘀血上部に集り、其勢つまり切たる故にて発するなり。早肩癖なども同様にて卒倒不還者（かえらざるもの）に披鍼にて肩井を深く刺し、血出ればたまたま挽回するものなり。死切たるは血も出ぬなり。肩井は平生は禁穴なれども、是は卒死を救う法なり。この病、肩のつまるも腹中に瘀血の塊ありて気血を渋滞する為かくのごとくあるなり。

右の二つの医書の記載は、肩井穴が三焦経・胆経・胃経・陽維脈の会にあたり、五藏に連なっていることを証しており、この穴への深刺とこの部位からの瀉血が卒死・尸厥に対する緊要の処置であることを明確に示している。こうした刺法は現今では禁忌とされているが、伝統的な鍼灸医術が本来もっている闊達さを回復させるうえからもっと見直されてしかるべきであろう。

〔注2・追補②〕

肩背部は浅く刺すことを原則とする。肩井穴はその好例で『十四経発揮鈔』には「若し刺すこと深ければ人をして悶倒せしむ、速に三里を補えば須臾に平復す。およそ肩井を刺すものは三里を以て其の気を下す。孕婦(にんぷ)には鍼を禁ず」とあり、『鍼灸抜萃大成』や『鍼灸重宝記』等にも同様の記載がある。本書の「兪穴解」も同様である。一方、肩井穴は急を救う名穴でもあり、ここでの治法も救急の際の典型的な応用である。なお参考までに『東門随筆』と『鍼灸説約』にその特性を適確に述べた次の一文があるので示しておく。

◎卒倒卒死の者は多く前に肩の凝るものなり。是は気逆につれ瘀血上部に集り、その勢(いきおい)つまり切たる故にて発するなり。早肩癖(はやけんぺき)なども同様にて卒倒不還者に披針にて肩井を深く刺し、血出ればたまたま挽回するものなり。死切たるは血も出ぬなり。肩井は平生は禁穴なれども是は卒死を救ふ法なり。斯(この)病肩のつまるも復中に瘀血の塊ありて気血を渋滞する為かくのごとくにあるなり。(『随筆』)

◎按ずるに此の穴(肩井)は劇症にあらざれば則ち鍼すべからず。誤りて宗脈に中(あた)れば人をして昏冒せしむ。(しかし)若し脚気上りて心を衝き、喉痺、水粒下らず。婦人の血暈など瞬息に争う者は此の穴を刺すに非ざれば其の傾覆を救う能わず。(『説約』)

〔注3〕

曲池は大腸経の合土穴。別名は鬼臣・陽澤。穴位は「肘の外輔骨、肘を屈した曲骨の中に在り」（『十四経発揮』）、「肘の外輔骨、陥なる者の中〈『大素』では肘の外輔、曲骨の有る中〉に在り。臂を屈してこれを得る。合と為す」（『霊樞』本輸）、『醫学入門』では「肘の外輔骨、肘を屈して両骨の中、（横）紋頭の盡きる処」という。（『神應経』も同じ）。主治は皮膚病（風癮疹）、肘中痛、偏風、半身不隨、胸中の煩満、婦人の経水不通など（『説約』、『鍼灸則』、『大成』、『千金方』）。大腸経の原穴である合谷と互用し、大腸を調える要穴。

〔注4〕

尺澤は肺経の合穴。別名は鬼受、鬼堂、肘中。『霊樞』本輸篇に「肺は少商より出ず。……尺澤に入る。尺澤は肘中の動脈なり。合と為す。手の太陰の経なり」という。合は脈気が本藏の気に合するところ（楊上善）、「逆気して泄するを主る」（『難経』六十八難）。故に『類経』や『鍼灸聚英』に「肺実すればこれ（尺澤）を瀉す」とある。尺澤の澤は陂澤、水の鍾る処、溝（竇、陥凹）を意味し、尺はこの穴より掩骨（関の部）まで一尺あることを示しているともいう。（『明堂』『難経俗解』等を参照）。水（或は腫）を治し、精神を鎮静させる要穴の一つである。

主治は風痺肘攣、喉痺上気・腫痛、上気喘満、肺積（脹）息奔（哮喘）、小児慢驚風、肘臂攣痛、吐血、溺数（尿意頻数）など。瀉血を行う主要部で八刺（洋式刺絡法を著した佐々木仲澤の『八刺精要』に見える八ケ所の刺絡部）の一つ。石坂宗哲は尺澤から瀉血して吐血・喘息・肘痛・四肢暴腫するものを治し（『鍼灸説約』）、荻野元凱もこの穴より瀉血して鼻病・眼病・脳病などを治した（『刺絡編』）。しかし尺澤からの瀉血に対して宗哲は「慎みて、動脈上を刺し血出でて止まざるを致すこと勿れ」と註記する。瀉血法は上膊部を緊縛して肘中に怒脹する静脈から血を取る。

〔注5〕

ランセッタ（英・lancetta、蘭・lancet）、ランセイタともいい、紅毛流（オランダ）外科医が常用した刃鍼（はばり、両刃のメス）のこと。披鍼・柳葉鍼の字をあてる場合がある。癰疽を切開して悪血を排出させたり、悪熱（おねつ）を発散させたり、気血を順行せしめるために行う瀉血（皮下静脈や小血管を破る）に用いた。九鍼のうちの鈹鍼（ひしん）（鈹刀、鈚刀ともいう）あるいは鋒鍼（三稜鍼）と同様の目的で用いられた。

ただし、ここでのランセッタの使用は洋式瀉血法に倣（なら）ったもので、江戸時代の前・中期を通して行われた刺法（捻鍼、管鍼、打鍼）に比べると大胆な治法に属する。「ランセッタにて刎ね切りて血を出すべし」とある記載は、静脈をねらって体内の悪血を出血させ、心臓部の負担を軽減させて急を救う臨機応変の処置を的確に述べたものである。このような洋式瀉血法が手技・部位の選定、治効などの面から正当な鍼治法として定着してくるのは山脇東門、永富独嘯庵、荻野元凱らが活躍した明和・安永年間の頃、あたかも本書が成立してくる時期と重なっている。そしてこのことは同時に『内経』以来の刺絡法（古医術の再発見といってよい）の復興を促した。本項（日腫）の治法などは右の意味においても注目すべき証治といってよく、また太仲がかかげた「鍼治大意」を具現したものとなっている。

　ちなみに『東門随筆』に三稜鍼を用いた刺絡法に関する次の記載があるので参考に供する。

①三稜針を以て毒血を取る事内経には数多見へたり。故に代々の名医も皆おこなひたり。降て明に至ても襲廷賢なども行ひたり。就中近世郭志邃が痧脹玉衡と云書を著して三稜針を専に行ひたり。近時の医人痧病を云事不穿鑿にて吾国には無き物の様に思へる故に其書を志（知）らぬ人も多し。畢竟病は沙毒など古人の言たると同じ事なり。山渓の偏

僻の地のみあるにもあらず、中原都会の地にも平生あるものなり。〈中略〉されば其治術は精なれども人々中原には無きものと心得て怪(あや)しみ、其説を取らず、其故其書も行わわざるなり。

俗に早痃癖と云う即(すなわち)瘀病の一症なり。全体外来の毒にてはなし。一身にある瘀血の上逆して項肩に凝(こ)り心気を塞(さまた)げ精神昏沈するなり。其故比(そのゆえこの)療治は三稜針にかぎらず、天頂・額上・舌下の青筋、唇・肩項なども刺て紫黒血を取除(のぞけ)ば其の効は神の如(ごと)くにして早速愈るものなり。此は三大都（京・大阪・江戸）の人の知らぬ事にて田舎の人はまま知たる者もあり。（因幡の七類という浦(みなとまち)の豆嚙(まめくい)の病も、これを発すれば額を何にても切裂りて紫黒血を出し二・三日にて治する由。二神傳の豆嚼(まめくい)に対する瀉血と同じ）

②古人卒倒気絶の者に針して毒血を取治すること甚だ多し。此皆志邃の言う瘀なり。其他大抵瘀血より出て上部に逼(せま)り、頭項・肩背・耳目・口鼻の病、心痛・呕逆・腕臂・胸腹・腰胯・腿脛の痛、結核・瘻・瘤・癩・癖・脚気、或は腹裏拘急・癱瘓・硬強・攣急・久瘧・疫熱・喘嗽・悪瘡・産後諸病等に針刺して毒血を取る事、内経以来代々の諸名家、必しも外因のみによらず、此等の病、内毒よりして一身の気順行せず、故に血も不流(ながれず)して瘀滞積血となるなり。回春にも云青筋の症皆瘀血上攻の病なり。其他温針は其法傳(つたわれ)

ども誰も面のあたり施す人なければ習得たる人もなし。三稜針は間々行ふ人有て其術傳れども、其人良医ならざる故麁粗なる事多し。偶効あれど人懼て不信。三稜針の効は筋合により薬よりも神速なること多し。医たる者の知らねばならぬ物なれども、其術廃絶同然になりたるは、紫黒の毒血にもせよ血の出る事故人懼る事餘義なき事にて、医も是を憚り、心中には施し度思へども兎角我といふ物が邪魔になりて、言出事遠慮する故、自ら行ふ人少くなり果てり。（依『東門随筆』）

〔注6〕

脊椎に浴った督脈および背部膀胱経の気穴のいずれかを指すものであろう。試みに関連図を示す。

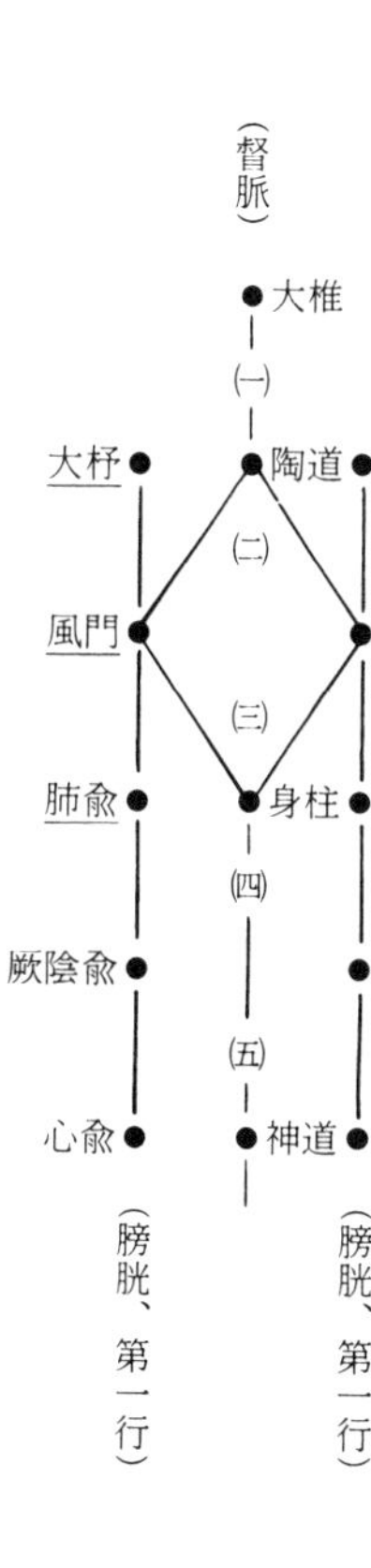

二椎三椎のあたりはあたかも肺・心部と表裏を為す上郭に属し、呼吸・神経・血管各々の系統の病に対し、また大椎とともに脳神経への刺激を与える要所でもある。心肺の熱を去る際に主に用いるのも二椎から五椎までの兪穴と身柱である。故に右図の下線を付した大杼、風門、肺兪が指示された気穴であると考えられる。因に神谷卓『鍼灸卒病私解』では大杼、風門を二椎、三椎の解に当てている。なお注者が参考した二条文を示しておこう。

(1)熱病気穴、三椎下間、主胸中熱。(『素問』刺熱論篇)

(2)太陽與少陽併病……時如結胸、心下痞鞕者、當刺大椎第一間、肺兪、肝兪。愼不可発汗。(『傷寒論』太陽病下篇)

③の脚注　喉痺

〔注1〕

喉は肺に通じて気の往来するところ。心経(手少陰)、三焦経(手少陽)もまた咽喉・

頬に交わり喉気に並ぶ。いずれも上焦の気血を調える経絡である。喉痺の主因は風熱・痰火とされるが、その病候は気が欝結して上にのぼり、頸・頬間に血熱を生じて咽喉腫れ痛み、あるいは咽喉が塞って言語する能わず、水漿（水粒）が通らないものを指す。現今の扁桃腺炎、耳下腺炎（頷腫喉閉）、食道狭窄などがこれにあてられている。その治法を他書から参考すると、『鍼灸則』に「鍼―合谷、曲池、天突。出血―少商。喉痺（卒然として腫痛し、水漿入らず、言語通ぜざるは、死須臾にあり）、その腫処より放血して毒血を出す」と記し、『重宝記』（咽喉）では治法を細分化した次の記載がある。

◎尺澤、瘂門より取血。口を開かせて喉の腫れたる所をひねり鍼にて突ぬき、血を取るがよし。或は喉閉、急症には三稜鍼を少商に刺して毒血を出すべし。

◎喉痺―夾車、合谷、少商、経渠、大陵、二間、尺澤、前谷、陽谿。

◎頷腫―少商。

◎咽痛―風府。

◎咽の中塞るもの―合谷、曲池。

◎咽塞って食飲下らざるもの―合谷、少商。

右の記載と本書に示された喉痺の治法は共通するところが多い。異なるところは鬼當

〔奇穴〕の応用である。

〔注2〕

温溜は大腸経の郄穴(『甲乙経』、『千金方』)。別名を逆注、蛇頭、地頭などという。穴位は『甲乙』に「腕の後、少士(小児)は五寸、大士(大人)は六寸に在り」と記すが、『医学至要鈔』では「大小の分ちあらず、共に通じて六寸に取る」といい、『鍼灸説約』に「腕後六寸の肉郄に在り」という。(『鍼灸則』は腕後五寸説を取る)。郄穴は急性病を頓挫させる要処であり温溜も急劇な歯痛(ことに下歯痛)、頬腫、喉痺・咽腫、癰疔等に必須の穴である。その主治は例えば『説約』に「狂言鬼を見るもの、口喎、腸鳴、臂痛みて挙がらず肩背強急するもの、口舌腫痛するものを治す。中風にて半身不随し七日を出ざるものは此の穴に灸すること七七壮より数百壮に至る、奇効有り」という。また『則』において日腫に温溜(左右二穴)への灸(大艾)を指示していることは注目に値する。

〔注3〕

天突(任脈)は頸窩の中央すなわち頸の結喉(のどぼとけ)の直下の中央、缺盆の両骨(巨骨)の正中の陥処に取る。(『三才図会』、『壁穴発蒙』等を参照)。『霊樞』本輸篇に「缺盆の中(央)は任脈なり。名づけて天突という」とある。ただし結喉を去る分寸に定説がなく、二寸（甲乙）、一寸（銅人・十四経発揮・医学入門など）、五分（明堂灸経）、五寸（外台秘要方）、四寸（三才図会・重宝記・鍼灸則など）と様々である。これは『鍼灸治療基礎学』が既に指摘しているように、取穴の際の頭の俯仰による差異を示したものであろう。いずれにせよ本輸篇の記載が簡にして要を得ており、寺島良安の「寸法に拘らず結喉の下、巨骨の中間最も隠なる處」とする記載もよい。　他経との関連では「陰維と任脈の会」（甲乙経・銅人・外台など）。玉戸、天瞿などの異名がある。

天突への刺法は「別傳」に「針先を下へ向けて刺す」とあるように、鍼尖を下方に向けて胸骨に平行に刺入する。（『鍼術秘要』、『鍼灸治療基礎学』も同様に記載）。『甲乙経』に「刺入一寸」とある。

主治は『鍼灸抜粋大成』に「面皮熱、上気、欬逆、咽腫、咽瘡、哮喘、喉痺、五噎、肺癰吐濃血、咽乾舌下急」とあり、『重宝記』、『鍼灸則』なども略同様に記載。なお『内経』中に天突をとりあげた箇所を求めると次の例文を得る。

①背と心とに相い控(ひ)きて痛むには天突・十椎および上記（胃脘）を治す。（『素問』気穴論）

②上気して音（痰涎・喘鳴の声音）有るものは其の喉の中央（廉泉）、缺盆の中に在るも

の（天突）を治す。（骨空論）
③衛気が常所を得ずして行らず、上（胸中）に積み、肢脇・胃中満ち、喘呼逆息する者は人迎・天突・喉中を寫す。（衛気失常）
④卒然として憂恚して言に音無き者（声破）は治を天突にとる。（憂恚無言）

〔注4〕

合谷（別名　虎口・合骨）は大腸経の原穴。『霊樞』本輸第二に「合谷は大指の岐骨の間に在り、原と為す」と初見し、『甲乙経』に「手の陽明の脈の過ぐる所、原と為す。手の大指・次指の間にあり」という。『鍼灸説約』に「動脈手に応ず」とあるように、第一掌骨と第二掌骨の間の陥凹部の中に取り、その脈動により大腸府の虚実を診し、虚実いずれの場合もこれを即ち治療点とする。原穴は藏府の原（元）気が経過・留止するところで藏府内外の病変は原穴に顕現する。『霊樞』九鍼十二原第一に「五藏に疾有れば當にこれを十二原に取るべし。十二原は五藏の三百六十五節の気味を稟ける所以なり。五藏に疾有るや、応じて十二原に出ず」とある記載がこれである。なお『鍼灸聚英』『鍼灸大成』に「（原穴は）虚実皆なこれを抜く」とある記載は原穴診の重要性を示し、同時にこれが重要な治療点であることを明示したものである。

合谷の応用は可成り広いが、その主要な治効を挙げると、眼疾患（白内障、緑内障、視神経の萎縮、眼底出血など）、頭痛・血圧亢進・脳溢血・動脈硬化など血流の異常、疔・癰などの痂瘡、喉痺・口噤不開、中風偏枯などである。本書でも本項の喉痺以外に⑱金瘡。瘀血逆上して心を攻め狂気するもの、�52衂血、�66眼中血多く痛み、あるいは爛るるものに合谷穴への刺鍼の指示がある。

〔注5〕

鬼當は奇穴。別名を大指甲後といい「大指の折目の端」（拇指の指節間関節横紋の外側端）にこれを取る。主治は扁桃腺炎のほか夜盲症、結膜炎、角膜白斑、小児の胃腸病、腎炎、水腫を治す。『中国針灸学』（承澹盦編者、人民衛生出版社、一九五五）は「針二分、灸五壮」を記載し、『針灸奇穴辞典』（風林書房、郝金凱編、木田、平井、横山三氏の共訳）にも鬼當穴の収載がある。また、この穴と主治を同じくし、位置も近似する奇穴に「手の扁桃体」があり『針灸経外奇穴図譜』続集（陝西省人民出版社、郝金凱編、一九七四年初版）に採録されている。それによると扁桃体の定位は手掌魚際部、第一掌骨の尺側部の中点、扁桃体炎・喉炎に対する治療点である。この二穴はいずれも口喉部をめぐる経脈を考える上で、更には正経と奇穴との相関関係から注目されてよい。

〔注6〕

少商は肺経の井穴・別名は鬼信。『霊樞』本輸第二に「肺は少商より出ず。少商は手の大指の端の内側なり。井木と為す」とあり、『十四経発揮』は「大指の端の内側、爪甲を去ること韭葉の如く、白肉の内宛々たる中に在り」という。井穴は「心下の満つるを主る」（『難経』六十八難）ところ、末端刺絡の要所でもある。故に『重宝記』でも「喉閉、急症には三稜鍼を少商に刺して毒血を出すべし」、「咽喉ふさがりて飲食下らざる者は合谷、少商」を取るという。

少商の主治を例示すると、頷腫喉閉（耳下腺炎）、乳蛾（喉蛾、咽喉腫痛、扁桃腺炎）、嘔吐食飲下らず（食道狭窄）、重舌（舌下軟瘤）、手指の痙攣、中風暴起など。いずれの場合も「出血」（瀉血）を応用する。『大成』に「宜しく三稜鍼を以てこれを刺し、微に血を出し、諸蔵に熱の湊(あつま)れるを泄(もら)すべし」、『鍼灸則』咽喉の項に「少商より出血」、『鍼灸説約』に「腹脹腸満、雀目、小児の乳蛾・喉痺、水粒（食飲）下ざるを治す。三稜鍼を以て微に血を出せば立ちどころに愈ゆ」とある。なお『鍼灸治療基礎学』によると、扁桃腺炎または咽喉カタルに対しては少商からの瀉血（少々）と少澤からの瀉血を併用すると効が早いという。

④の脚注　癲癇

〔注〕

巓疾（癲・癲）は『素問』のいくつかの篇に散見。例えば春脈（肝）の大過（玉機真蔵論）、陽明（胃脈）の厥（厥論）、足少陰（腎脈）の過（五蔵生成篇、陰陽類論）、上実下虚・気上不下（奇病論、方盛衰論、著至教論）等と説かれ、奇病論にはこの疾の先天性を捉えた次の文も見える。「生まれながらにして巓疾有る者は、名づけて胎病と為す。これを母の腹中に在る時に得」ると。また脈解篇や『霊枢』経脈篇などには「狂癲疾」の語、『難経』二十難に癲を重陰、狂を重陽とする記載（宣明五気篇も同）、四十九難にも癲と狂とを分かつ記載がある。

一方、癇については『諸病源候論』巻四十五に「癇は小児病なり。十歳已上（いじょう）を癲と為し、十歳已下を癇と為す」とあり、風癇・食癇・驚癇などをあげる。さらに癇は五蔵に帰し、癲は心に帰するともいわれ、五蔵に応ずる五癇の説もある。

とかくこの種の疾（癲癇、癲狂）は古来、難病・奇病とされたが、後世の医書の多くは癲を心邪癲狂門（精神失常の一種）に括（くく）って治し難い疾、癇を小児の驚癇諸門に括って比較的治し易い疾と分類する。癲癇と連語する場合は主に「羊癇風」(発作性の昏倒、口吐涎沫、両目上視、四肢抽搐、醒後の疲労感などを伴う)を指し、治法・選穴ともに多種多様である。

本書ではこの疾に対して任脈線上に三穴(鳩尾、百会、中脘)を取る特徴的な記載をのこしている。これらが蓋し特効穴であるとしても急性の疾、難病・奇病を少穴で治する本書の特性をよく示している例といえよう。試みに類書を例示する。

(1)『鍼灸大成』巻八、心邪癲狂門

癲狂:曲池(七壮)、小海、少海、間使、陽溪、陽谷、大陵、合谷、魚際、腕骨、神門、液門、沖陽、行間、京骨(以上倶灸)、肺兪(百壮)。心邪癲狂:攅竹、尺澤、間使、陽溪。

(2)『鍼灸要法』癲狂、諸癇

癲は心血の不足、狂は痰火の実盛なり。癲狂の疾は神気を察すべし。目の内眥外眥また上綱下綱各何れの経より発するかを明むべし。

百会、神庭、攅竹、水溝、尺澤、曲池、神門、合谷、労宮、鳩尾、水分、気海、陽谿、然谷、湧泉、身柱、心兪。

(3)『重宝記』癇・癲

鍼‥大椎、水溝、百会、神門、金門、巨闕、崑崙、筋縮、湧泉

灸‥百会、鳩尾、上脘、陽蹻(ひるおこる)、陰蹻(よるおこる)に。

(4)『則』…癇症‥丹溪曰く、癇症は大率(おおむね)痰と熱に属する、と。鍼─中脘、鳩尾、公孫。

灸─大敦。

癲症‥大率(おおむね)多くは痰、心胸の間に結ぼるるに因って致すところなり。鍼─風池、中脘、鳩尾、膏肓、肺兪。灸─百会、神門、上脘、曲池。

(5)『鍼灸五蘊抄』…癲癇‥人中、解谿、滑肉門、金門。癲癇気附‥労宮、神闕(灸)。

⑤の脚注　卒中風

〔注〕

人中、督脈上の穴名を水溝(すいこう)という。正しく云えば人中(にんちゅう)は鼻柱(天)の下、口唇(地)の上の溝を指し、その人中溝(にんちゅうこう)の正中に水溝穴を取る。督脈と手足の陽明(大腸経と胃経)の会する所(『甲乙経』)。古くから癲癇、発狂、人事不省、口噤して牙関開かざる者、口

眼喎斜（すなわち顔面神経麻痺、痙攣）にこの穴を用いた。無論、応急名穴の一つでもある。別名・鬼宮、鬼市、鬼客廳などという。こうした名称自体がこの穴の特徴をよく示している。

〔注〕

臨泣に頭臨泣と足臨泣とがある。いずれも足少陽の経脈上にあり、主治のうえでも互用されるべき共通項（胸中満、胸痺心痛、脇痛、厥逆気喘など）を有する。が、本書の兪穴解および図解略に頭への言及はない。一方「秘傳」の他の項をみると、⑯眼中血多く痛み爛る者、⑰乳腫痛に臨泣を用い、両穴を上手く応用していることが判る。⑯は頭、⑰は足、本項（卒中風）は頭を主、足を従に捉えると合点のゆく取穴とみなされるからである。以下、この二穴に若干補足を加える。

◎頭臨泣

『甲乙経』に「目の上眥直ちに髪際に入ること五分、陥中に在り。足少陽、太陽、陽維の会。刺入三分、留七呼、灸五壮」とある。即ち陽白穴（眉上一寸、瞳孔の直上）の直上、髪際より五分の処にこれを取る。本神（胆経。内眥直上）と曲差（膀胱経。外眥直上）の中間に当る。因に陽維脈は頭にあっては陽白に会し、本神および臨泣に上り、正営、脳空を循り、下って風池に至る。『大成』や『経穴彙解』が「頭部胆経の三行線」と記載した流注と重なる。

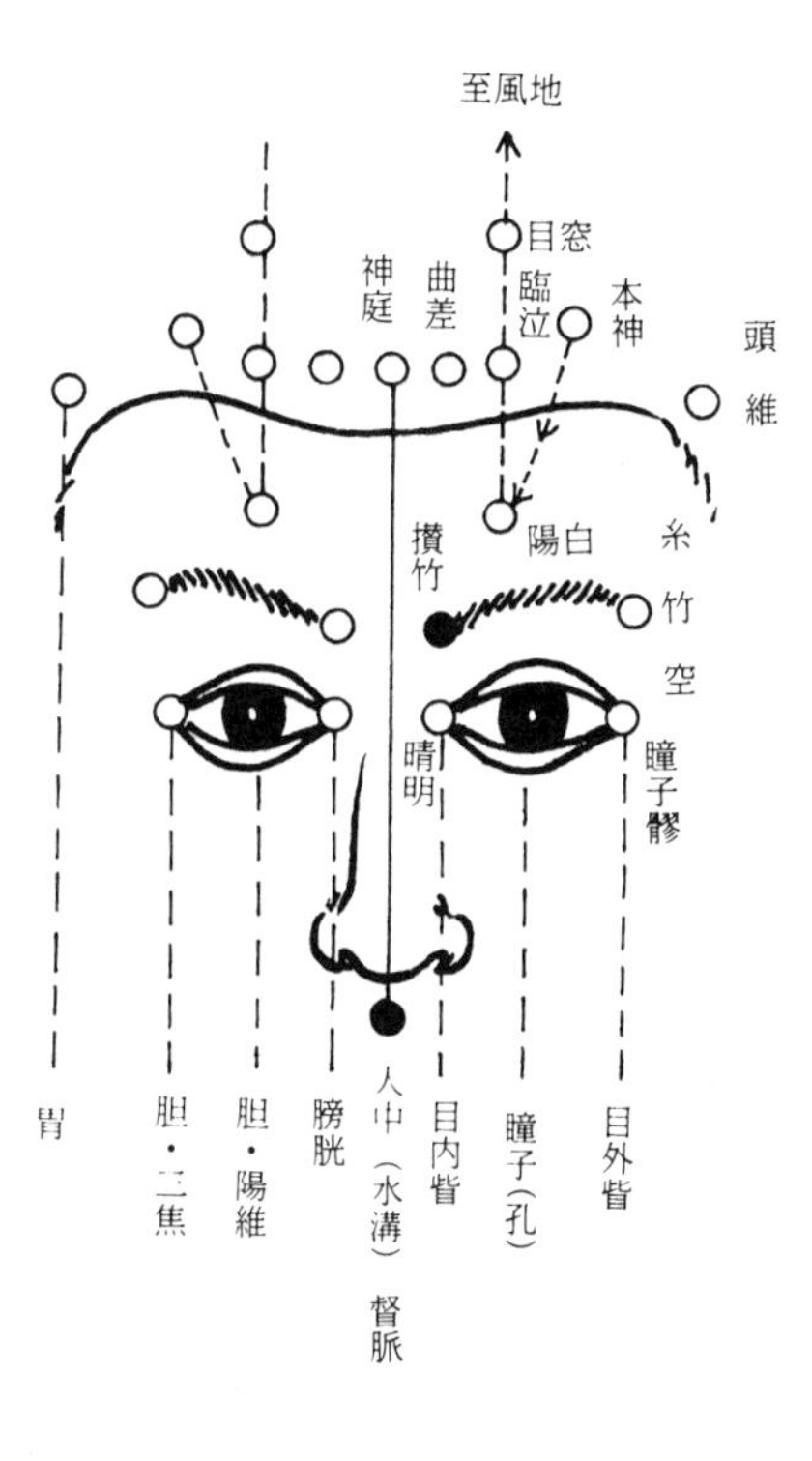

頭臨泣は右の如く三陽脈が交会する部位にあり、諸種の眼病（目翳多涙、目痛、結膜炎、羞明など）や鼻の病を主治する。また癲癇、小児驚風、頭眩を治し、本項のような卒中風人事不省を治す特効穴の一つでもある。一方、『難経』二十九難に「陽維の病たる寒熱を苦しむ」とあり、瘧や熱病にもこの穴が応用された。『医学入門』や『医宗金鑑』がこの穴の主治の一つにあげた「瘧日両発」「日晡発瘧脇下疼」がそれである。また石坂宗哲の『鍼灸説約』にある次の記載は、右図の諸穴とも関連してこの穴の性格をよく捉えている。

熱病にて面沫朱の如く、頭痛破れるが如く、汗出でず、目眩し鼻塞し耳聾するを治す。按ずるに膀胱の曲差・五處・承光・通天の四穴、督の神庭・上星・顖會・前頂・百會とは、此穴（臨泣）及び目窓・正營・承霊・脳空等ともに熱病を刺すの要穴なり。

◎足臨泣

『甲乙経』に「臨泣は木なり。足小指次指本節後の間の陥中、俠谿を去ること一寸五分に在り。足少陽脈の注ぐ所、兪と為す。刺入二分、灸三壯」とある。『霊樞』本輸篇に初出。胆経の最要穴の一つ。主治は婦人病では月経痛、月経不利、乳腺炎（乳腫痛）、子宮の痛みなど。腋下淋巴腺腫、季脇支満を治す。また心臓病の諸症に著効をあらわし、厥逆気喘息することができないものを治す。胃・胆・子宮などの痛みに対して敏感な作用を示す穴である。試みにこの穴の主治をよく捉えている『甲乙経』巻八の記載を原文のまま載せる。「胸中満、腋下腫、馬刀瘻、善自齧舌頬、天牖中腫、淫濼脛痠、頭眩、枕骨頷顱腫、目渋身痺、洒淅振寒、季脇支満寒熱、脇腰腹膝外廉痛、臨泣主之」。

⑨の脚注　小児驚風

〔注〕

驚風は最も簡単に云うとひきつけのことで風熱よりおこる病症とされた。古来、小児の病は多くの場合、驚風と五疳に分類されて治療された。『鍼灸則』に「凡そ小児の諸病は大人と異なること無し。唯だ驚風・疳・積・痘疹のみを異れりと為す」という。驚風の語の含む範囲は広いが、その症に急性症と慢性症とがある。本書でも本項とは別に第14項に「慢驚風、搐搦、反張、熱少き者」、第105項に「急驚風」を掲げ、各々異った治法・治療点を示しているのがその例証である。一般に驚風という場合は広い意味での子供の神経症状、例えばヒステリー・チック・やたらにビクビクして精神的な落ちつきを失っている者・あるいは小児の癇症などを指す。急驚風はその実証に傾くもので肝の病症に属し、風邪痰熱有余の症、面赤・身熱・口渇・胃熱による諸症状をあらわす。慢驚風は虚証に傾くもので久病や吐瀉の後に脾胃の中気が虚損不足しておこるものである。そのいずれにも今日のいわゆる身心症的な要素が含意されていることに注目すべきであろう。

風門（膀胱経）は『甲乙経』に風門熱府とあり、『素問』水熱穴論に「大杼・膺府・缺盆・背兪（風門）、この八穴は以て胸中の熱を瀉する」とある。風熱に起因するとされるこの病を治するにふさわしい穴である。一方、腎兪は精と志とを蔵する腎にそそぐ所、また副腎の機能を旺盛にする効がある。腎兪に灸する所以は下焦を固め厥気の衝上をふせぐところにある。

試みに他書を参すると驚風の症に百会、身柱、命門、長強、尺澤などを選穴してある。本項の灸治の他にこれらの穴に対する皮膚鍼や単刺を試みるのもよい。

⑩の脚注　心腹卒痛

〔注〕

間使は手厥陰心包経の経穴。『霊樞』本輸篇に「心は中衝（中指の端）より出ずる（井）。……勞宮（滎）……大陵（腧）……間使に行く、間使の道は両筋の間三寸の中也。過有れば則ち至り、過無ければ則ち止む。経と為す。……曲澤（合）……」とある。この本文については邪客篇や楊上善（『太素』）の注などを参照すると理解されよう。「有過則至、無過則止」とは、間使の部位に心経および心包絡の病の変動（脈動）をあらわす意。鬼路、関使の別名がある。

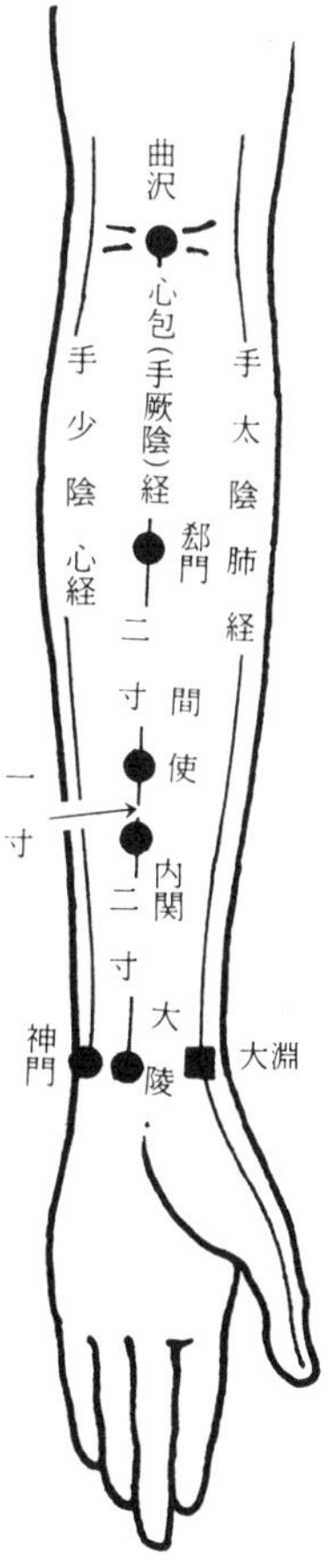

本書では本項（心腹卒痛）の他、⑯臍下の結塊、㉞縊死する者、㉟盗汗（腰い上の者）に間使を応用。主治は『医学入門』『鍼灸聚英』等に詳しく、傷寒結胸（邪気胸中に結して心下痛、硬満する症。小結胸、大結胸、寒実結胸などがある。『傷寒論』を参照）、卒心痛、腋腫肘攣、中風気塞、涎上昏危、血結成塊、咽中如梗、鬼邪、霍乱嘔吐を治す等とある。また『医宗金鑑』に脾寒証、九種心疼瘧渇生を治すとある記載は、この穴の主治を上手く捉えている。

⑪の脚注　喘促急迫

〔注1〕

湧泉は足少陰腎経の井穴。『霊樞』本輸篇に「足心」と初出。地衝、地衢、涌泉などの異名がある。この穴については普く知られているので主治などは略するが、人体の「水」を司る上限は肺、下限が腎であること、喘咳が痰涎・水飲と深く関与し、「気」の変動・蘇生と湧泉・労宮とがまた深く関与していることを附記しておこう。労宮は気を発する最要処の一つ、湧泉は気がめぐる最要の処。尸厥、昏迷急救(昏厥)、激しい疲労などに対する湧泉穴への鍼灸の効は絶大であり、正気の蘇生・循還に不可欠である。本書は喘息・急迫に対して他の穴を挙げず、湧泉と労宮の二穴だけを示して「甚だ妙なり」という。甚だ注目すべき記載である。

なお湧泉を喘息に応用する際『甲乙経』に「足厥喘逆、足下清（冷えること）膝に至るは湧泉これを主る」（巻七）とある記載が参考になる。また⑭慢驚風の脚注および足底図を参照。

〔注2〕

労宮は手厥陰心包経の滎穴。『霊樞』本輪篇に「心は中衛より出で…労宮に溜る。労宮は掌中、中指本節の内間なり」と見え、『甲乙経』は「掌の中央動脈中に在り」、『十四経発揮』は「掌の中央に在り。無名指（くすり指）を屈してこれを取る。……中指、無名指を屈して両者の間にこれを取るを允（あたわり）と為す」という。本書の「兪穴図解略」をみると『霊樞』の説をとり、示指と中指との間の通りの横紋（第二中手骨と第三中手骨の間の陥中）に取穴。五里、掌中、鬼路の異名がある。主治は中風、手痺、熱病数日汗の出ないもの、胸脇支満あるいは脇痛み転側できないもの、気逆食下らざるもの、咳喘小便赤きもの、口瘡また口中腥臭など。癲狂、癇症にも必須の穴である。『甲乙経』に「煩心欬、寒熱善噦、……少腹積聚、労宮これを主る」とある。しかし類書の喘咳・喘促の項を参看すると、たいてい中府、雲門、天府、華蓋、肺兪、膻中、気海、天突などへの灸(『重宝記』『鍼灸大成』『則』など)、中脘、期門、章門、肺兪への鍼(『則』では中府へ刺鍼)を指示して労宮に及んでいない。ただ『鍼灸治療基礎学』に「極度の疲労等に用いて著効がある。咳嗽の慢性激甚なるものにも効く。……極度の疲労の場合にはこの穴へ圧痛が出て来る。従って診断上治療上、参考になる穴である」との的確な記載がある。本書が労宮穴を⑰金瘡気附鍼、⑱金瘡狂気㊹口舌生瘡、㊽面瘡、㊾産後の血暈の気附に用いていることも右のことから明解である。

また『鍼灸則』横産(手から産門に出るもの)の項に「手出ずれば細鍼をもって掌中を刺すべし」とあるのも労宮穴の応用の一である。

⑫の脚注　転筋・脚気

〔注〕

脚気は「(62)脚気」の項でやや詳しく述べるように多様な病症を含み、広く脚膝の痛みを伴なう病をいう。ここでの「転筋—すじのつまり」はこむらがえりのこと。腓（ふくらはぎ）の筋肉が急に痙攣をおこす症。脚気と連語すると、主に脚膝部の筋がひきつれて痛み、痙攣するもの（乾脚気によるものと湿脚気によるものとがある）を指す。しかし承山の主治からみると跟骨痛、腰脊痛、痹痿もこの内に加えてよい。

承山は足太陽膀胱経の経穴。「兪穴解」に「地を去ること一尺の処」とある。この記載は李梴の『医学入門』に所謂「腨腹（腓腹）の下、分肉の間、足を拱えて地を去ること一尺にこれを取る」と同じ。その主治は転筋・脚気の他、小腹癖気・霍乱・大便難・久痔腫痛・痹痿など。承山はまた腓の中央陥中に在る承筋、膀胱経の絡（別れて少陰・腎に走る）である飛陽と互用して坐骨神経痛を治す。

⑭の脚注　慢驚風

〔注1〕

慢驚風は久病の後、あるいは吐瀉の後、下痢の後、また冷えなどにより脾胃が虚損し、胃気が衰えておこる。（第9「驚風」の項を参照）。搐搦はピクピクと手足を屈伸して十指を開握する弛緩性の痙攣のこと。慢驚風の場合は身冷え、面白く、口鼻のいき涼しく、目上視、昏睡する等の症状を呈する。ここでの中脘への刺鍼は言をまたない。委中は膕の中央の位置する膀胱経に合穴。委中央、血郄、郄中などの別名をもつ瀉血部位であるが、ここでは刺鍼による解脈を目企したものか。泉生足は奇穴。兪穴図解略の図によると足陽明胃経の榮穴である内庭の裏側に位置し、また食傷を治する名穴である裏内庭の近辺に在り、特殊な治療点として示されている。

〔注2〕

『極秘抄』の脚注としては的をはずすことになるが、泉生足に関連して足底部の奇穴を二、三図示する。足底が内臓や心神の状態を如実にうつし出すことは古くから知られており、湧泉穴が起死回生の妙穴であることも衆知のことである。が、足底部の奇穴についいては今後一層の研究・追試が必要であろう。

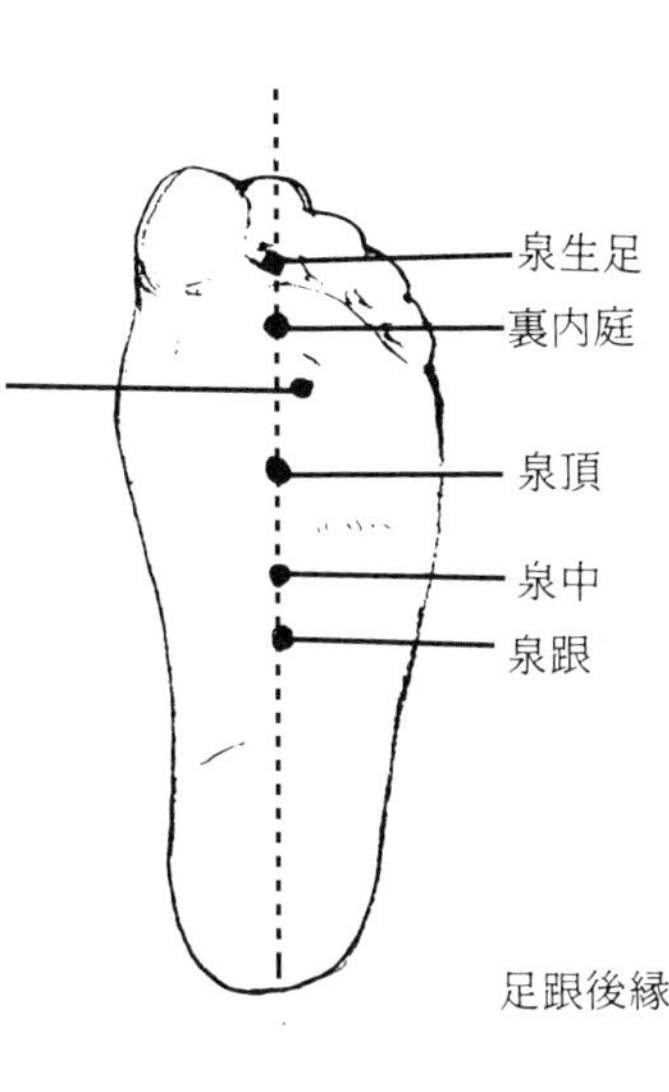

上の図は『針灸経外奇穴図譜』続集(陝西人民出版社刊、一九七四年)を参看。泉跟の主治は精神病、癔病、心機亢進、狂躁、下肢痙攣。足跟部へむけて斜刺、三分~五分。泉中、泉頂の主治ならびに刺法は泉跟と同様。以上のことからも、泉生足を驚風に用いていることの意義とその重要性が知られる。

湧泉の取穴位については第一中足指節関節と第二中足指節関節の後陥中とするものと、第二と第三の中足指節関節の間の後陥中とするものがある。

⑮の脚注　雀目

〔注〕

雀目は夜盲症、とりめのこと。目は五臓六腑の精気の注ぐ所、營衛魂魄の常營する所、神気の生ずる所、心の使（『霊樞』大或論）、宗脈の聚る所（口門篇）とされ、のちに専門の詳しい論（五輪八廓七十二症）がたてられた。雀目はその一症で、眼を肝の外候とする立場からは肝経の候（『鍼灸則』）、肝虚の故（『鍼灸要法』）とする。参考までに他書の取穴、治法を例示しよう。

《要法》合谷、京門、少商、手大指の内廉折目横紋の頭に各一壮、奇効あり。

《重宝記》晴明、攅竹。

《則》鍼―百会、少商。出血―肝兪。

また『鍼灸大成』に引く李東垣の説（『蘭室秘蔵』）では、雀目の夜視することができないのは皆肝血の少ないことによる。出血を禁じ、宜しく肝を補い胃を養うべきだ、と補土派の見解を述べている。

《稿本方輿輗》（有持桂里著、八谷文恭子良筆受。この医書は『極秘抄』（一七八〇年

刊）より後代の稿本であるが一八〇〇年代初期の臨床例を要領よく整理してあるので要点を記して参考に供する）
雀目・雀目ハ利水ノ方ニテヨキモノナリ（例えば五苓散、苓桂朮甘湯）。按ズルニ雀目ハ胎毒ヨリ来ルモノナレバ胎毒ヲ解スル方剤モヨシ。又雀目ハ多クハ小児ニ有モノニヲ、大人ニハ大病長病ノ半途ヤ末ニナリテ雀目ノ様ニナルモノアリ。是ハ畢竟血液ノカワクニ因モノニテ本病スラ愈テ正気復スレバ目ノ患ハ自然ニヤムモノナリ。
○列缺ニ灸シ、少商ニ鍼シテヨシ。
○経絡配当ノ説モ概シテ斤ケラレヌコトアリ。目赤痛ニ肝経ノ穴ニ鍼シテ愈ルコトアリ。或ハ肝経ヨリ出血シテ愈ルコトアリ。
注者（わたくしの）案ずるに、眼疾（眼目に雲翳を生ずる者。昏暗疼痛、上衝頭眩し瞼腫れ、多涙多き者。雀目など）に苓桂朮甘湯の類（証によりヨクイニン、車前子を加味）を用い、瀉肝・柴胡の剤（瀉肝湯、柴胡姜桂湯の類）を用い、眼疾にともなう諸症状を治するのは湯液の定法である。後藤艮山の四苓散（澤瀉、白朮、白茯苓、猪苓より成る）、太平恵民和剤局方の消遙散（当帰、芍薬、茯苓、白朮、柴胡、甘草、生姜より成る）なども利水あるいは血虚労倦を補う目的で雀眼に用いられた。ただし、湯液にしろ鍼灸にしろ、雀目を来たしている源を判別した上で治を施すべきであろう。その一は本病を治愈すること。その二は小児の場合は疳・偏食をやめさせることである。食療に鰻鱺魚を用いる（津田玄仙『療治茶談』）指示や鶏肝丸（鶏肝一味を研末にし、薯蕷末を等分に合せて糊丸としたもの。江州の眼科和田玄泉の秘伝を浅田宗伯が『橘窓書影』にしるしている）の服用などは食治を示した好例である。必ずしも雀目に限らず、小児、産前産後、大病の途あるいは末の眼目の衰えには食治、養生が必要である。

なお少商穴は肺経の井穴で、しばしば三稜鍼を以てこれを刺し血を出して諸臓の熱を泄らす。眼病に必須の穴の一つである。

⑳の脚注　小便閉

〔注〕

尿閉の症は癃、淋瀝、淋癃、陰疝および疝瘕、癩疝など様々で、積聚、転胞などと合併すると重篤にいたる。要因は三焦（下焦）の気の転化異常、膀胱に湿熱が欝結して排泄困難になるものを主とするが、肝と腎とも関与して一概ではない。また婦人や妊婦がこの病にかかることが多く、転胞不搦のものに関元の灸が用いられた。この病に対する取穴・治法は従って多種多様であるが、本書では別に㊅陰丸腫（㿗疝にあたる）㊆婦人の腰痛、小便渋りを挙げ㊇遺尿の項も別出）、ここには四満穴と委陽穴の応用を指示する。

四満は足の少陰腎経、衝脈との会（『甲乙経』巻三）。中注の下一寸すなわち「臍の下二寸の開五分」（兪穴解）、石門の傍に位置する（左図を参照）。髄府、髄中の異名がある。

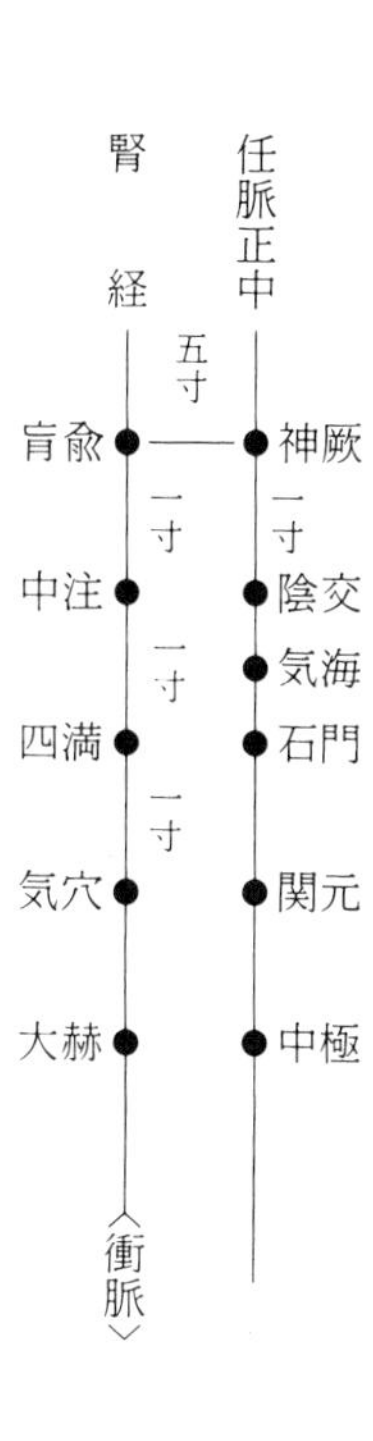

主治は本項の如く腹部膨満、大腹石水、積聚疝瘕、腸澼など。また臍下の切痛（疞痛）、

疝気痛、無子(不妊症)、月経不調などを治す。図からもわかるように四満の周辺に要穴が配されている。ゆえにこれを省いて記載しないものもある(『重宝記』など)。しかし四満穴の主治は「衝脈と腎脈とが会」する髄府であることに関わる。衝脈は任脈とともに胞中に起り、腹部にて腎経に並び、臍を侠んで上行し、胸中に散ずる。「経脈の海」である。従って四満が気穴、大赫、横骨などとともに腎、膀胱の病を治し、任・衝奇経の病変を察する要処にあたっていることは銘記されるべきであろう。

〔注2〕

委陽(足太陽膀胱経)の穴名は『素問』気穴論篇、委陽という名称は『霊樞』本輸篇に初見。その取穴位(分寸)に二説がある。承扶(臀の下横紋の中央)の下六寸説と一尺六寸説とがそれである。脚膝部における足太陽経の流注の的(めあて)は承扶と委中(膕中の中央動脈)の二穴にあり、殷門(承扶の下六寸)は分明である。しかしこの三穴の間におかれた浮郄と委陽の二穴の位置はどちらの説をとるかにより異り、従って流注も違ってくる。試みに二説を整理し、典據を示して参考に供する。

〔1〕六寸説

『甲乙経』巻三――委陽は三焦の下輔の兪なり。足太陽の前、少陽の後にあり、膕中の外廉両筋の間に出ず。承扶の下六寸、此れ足太陽の別絡なり。――〈浮郄は委陽の上一寸にあり。殷門は肉郄（承扶）の下六寸にあり〉。この場合は即ち、殷門の外方、膀胱経と胆経との間に委陽穴を取る（左図を参照）。『臓腑経絡詳解』がこれを採用し、『鍼灸治療基礎学』（沢田、代田）が「腿郄」と名づけた穴位で臨床的価値が甚だ高い。『銅人腧穴鍼灸図経』『十四経発揮』『類経図翼』などはこの説をとり、本書もこれに従う。

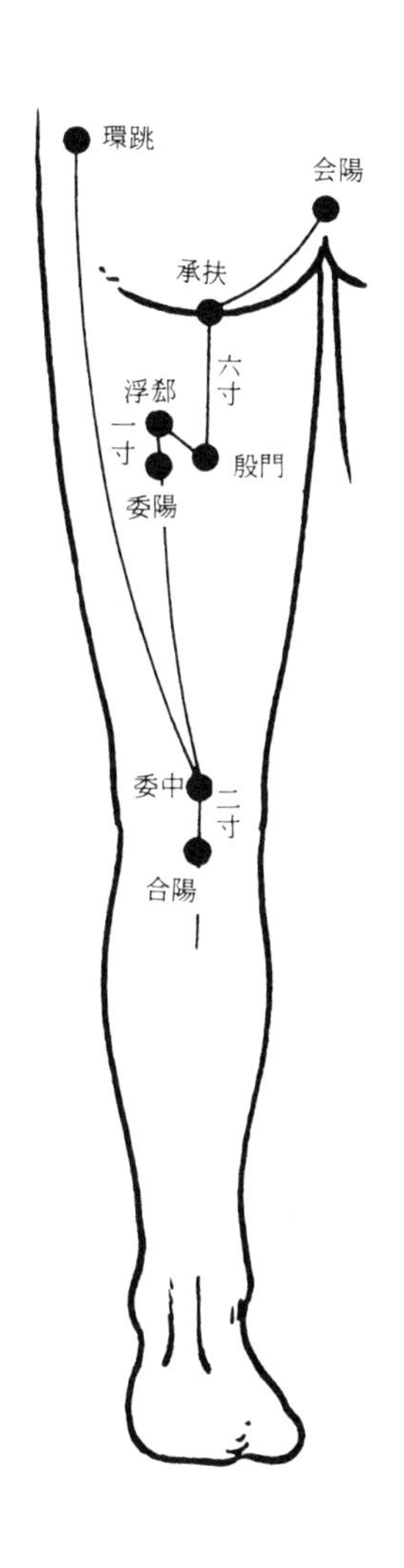

〔2〕一尺六寸説

この説は明代の樓英『医学綱目』や季梴『医学入門』が「膕中外廉」の四字に注目し、『甲乙経』の「承扶の下六寸」は「一尺」の二字を脱していると指摘したもの。『入門』に「委中の外二寸、……委中に対してこれを委陽と名づける」とある。以来、江戸期の鍼灸・経穴書（三才図会、鍼灸抜萃大成、重宝記、経穴彙解、隧穴啓蒙、鍼灸指掌など）にしばしば採用された。現在も委陽穴は委中と並べて取るものが多い。中国で重用される『鍼灸大成』（楊継州）もこの説である。

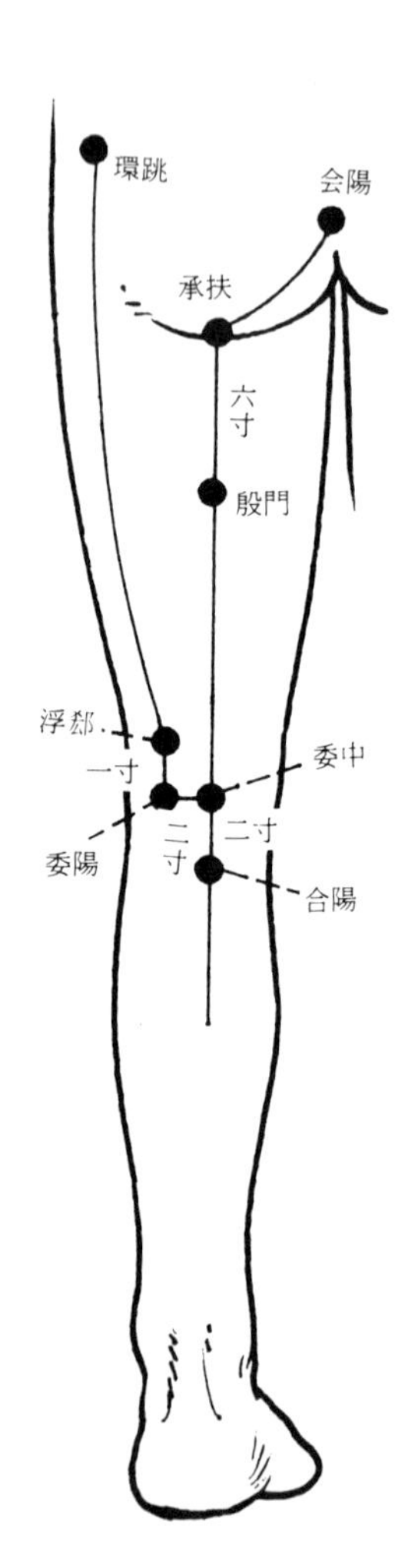

ところで委陽をめぐる異説は諸文献が異った記載をのこしていることに由るが、その位置と主治とを考える上で重要な二文献を次に挙げる。㋑は『素問』、㋺は『霊樞』である。

㋑（委陽は）三焦の下輔の兪なり。膕中の外廉、両筋の間に在り。此れ足太陽の別絡。刺入は同身寸の七分、五呼を留む。灸すべきは三壮。（気穴論篇の次注）

㋺三焦の下腧は足太陽の前、少陽の後に在り、膕中の外廉に出ず。名づけて委陽と曰う。是れ太陽の絡なり。手少陽の経なり。三焦は足少陽、太陽（一本、太陽に作る。また『大素』巻十一は「足三焦者太陽之所將」に作る）の將る所、太陽の別なり。踝を上ること五寸（光明穴）、別れ入って腨腸（足腹）を貫き、委陽に出て、太陽の正に並び、入りて膀胱を絡い、下焦を約す。実すれば閉癃し、虚すれば遺溺す。溺するものはこれを補い、実するものはこれを瀉す。（本輸篇の本文。但し一部を補った。また四時気篇に「邪三焦の約に在るときはこれを太陽の大絡にとる」とある記載を参照）

右の二文献は三焦と経絡とを考える上でやっかいな問題を多々含んでいるが、委陽穴が下焦膀胱府の病変を主治し、腰膝および腰臀部の病の反応をあらわす要所にあたることを示している。

㉕の脚注　胸痛口噤

〔注1〕

大陵は手厥陰心包経の原穴にして兪穴。九鍼十二原篇に「陽中の太陽は心なり。其の原は大陵に出ずる」とある。十二経脈よりみると、この穴は心包経に属するが、心に配していることの解は邪客篇を参考するとよい。渋江抽斉の『霊樞講義』に馬蒔、張介賓の注を引いた説明がある。穴位は本輸篇に「大陵は掌後両骨の間、方に下（楊上善の注に陥中という）なる者なり。（心主の）輸なり」とある。鬼心、心主の別名はこの穴の性格によく合致し、心藏性の急病に際して救急穴として用い、中風などにもしばしば用いる。『基礎学』に〈古典に「五藏の気何れにあるかを知らせざる時は太陵または膻中を取る」とある。この言まことに意味深重、心して用ふべきである」〉という。注目すべき言説である。

本項にいわゆる「むねいたみて、とりつめたる人」とは、胸痛少気・煩悶、あるいは舌本痛み喉痺して言葉を発することができない者をいう。八分の刺深はこれが心（心包も含む）の急を救う刺法であることを示す。

この穴は右の如く必疾患を主治するだけではなく、肘臂攣急・攣痛および手掣手攣(肘や腕の炎症性の痛み、リュウマチなど)、腋腫、胸肋・胸脇痛などに必須の穴であり、癲狂、胃炎、矢眼などに用いて効をあらわす。弾発指(手指を一度開くととじられず、握りしめると指を広げられない症)を治す特効穴でもある。本項に大陵と神門、期門を取る方法は少穴で速効を得るすぐれた配穴といえよう。

〔注2〕

神門は手少陰心経の兪穴にして原穴。兌衝、鋭中、兌骨、中部の異名をもつ前腕部最要穴の一つ。部位は『霊樞』経脈篇に「掌後鋭骨の端に抵る」(邪客篇も同)、『甲乙経』に「掌後鋭骨の端陷なる者の中に在り」とある。また『素門』至真要大論篇の次注に「神門在手之掌後鋭骨之端。動脈手に應ず。真心の気なり」とあり、心の動脈を伺う(神門の脈)処にあたる。なお細かく云うと、この穴位は鋭骨を手の外踝(くるぶし)と取るか、あるいは小指の通りの尖骨(豆骨)の端横紋中に取るかによって少しく差異を生ずる。滑伯仁や張介賓らが前の説、岡本一抱子や原南陽らが後の説をとる。詳細は『経穴彙解』や『鍼灸治療基礎学』等を参照されるとよい。本書では「掌後の際、中指と無名指の間の通り」(兪穴解)とあり、兪穴図解略をみても、右の二説よりやや内側によった処にこれを取り独特である。(因に『三才図会』、一抱子『大成』、『重宝記』いずれも小指の後の横文の中とする)。穴の取り方にも前腕を外旋して掌面を上にして取る法と、拳を握りしめて取る法がある。

主治の要点は以下に示す至真要大論篇に明確で、この穴は中枢神経系の疾病・心胸部(ことに心臓系統)の疾病(精神病、ヒステリー、癲癇なども含む。)に対してほとんど不可欠の名穴。本書に応用されている心腹卒痛および㉕胸痛口禁するもの、㉝心下痞悶、不食、(51)吐血、(107)乳腫痛、いずれもその範疇に属する。また便秘、糖尿病などの代謝異常にもしばしば応用される。

《厥心痛、嘔血、血泄、鼽衄、善悲時眩仆、胸腹満、手熱肘攣、掖腫、心澹澹大動、胸脇胃脘不安、面赤、目黄、善噫、嗌乾、甚則色炲渇而欲飲、病本于(もとづく)心。神門絶、死不治》(至真要大論)　これらの主治は心経の流注を考えると容易に理解される。すなわち手少陰の脈は心中より起こり、出て心系に属し、横膈膜を貫き下って小腸を絡い、枝脈が咽を俠んで目系に繋がり、直行するものが腋窩内廉(少海)を経て掌後(神門)に至り小指内側端の少衝に出る。而して邪客篇には「少陰は心脈なり。心は五藏六府の大主なり。精神の舎る所なり。……其の経(病むもの)は獨り掌後鋭骨の端(神門)を取る」

とある。

〔注3〕

期門は足厥陰肝経の募穴（『甲乙経』）。足厥陰（肝）、太陰（脾）、陰維の三陰経が会し、陰の盡きる処。穴位は「兪穴解」に「巨闕の傍四寸五分」、「図解略」に「鳩尾の両脇の二枚めの骨の角(かど)（廉）」という。『甲乙経』に「第二肋(あばら)の端、不容の傍(かたわら)各一寸五分に在り。上は両の乳（頭）にあたる」とある記載（一抱子『大成』、『三才図會』、『重宝記』も同）とほぼ一致するが、本書は外廉(そとかど)に取穴しているようだ。「兪穴解」に巨闕と幽門との間を五分、不容とたてに並ぶ承満と上脘との間を二寸としているので、本書に従うと不容と期門の間が二寸五分になるからである。〈参考までに誌すと、期門の取穴位に「乳の傍一寸半、直下一寸半」とする説、不容の傍ではなく承満の傍（即ち上脘と同じ高さ）であるとする説があり、また、乳線の部よりやや内側に取るものもある〉。主治は胸中煩熱、脇下積気、胸脇痛支満、奔豚上下、積聚、腹部堅硬、傷寒心切痛、胸中痛み忍ぶべからざるもの、霍乱泄痢、婦人の生理障害など。『甲乙経』では巻七～巻十一に具体的な病症と応用とが散見する。

期門が要穴である所以は『傷寒論』に次の条文が録されていることからも判る。

(1)太陽と少陽との併病、頭項強痛、或は眩冒、時に結胸の如く、心下痞鞕する者は當に大椎第一間、肺兪、肝兪を刺すべし。憤みて汗を発すべからず。汗を発すれば則ち讝語し、脈は弦に、五六日讝語止まざれば當に期門を刺すべし。(太陽病下篇)

(2)婦人の中風、発熱悪寒し、経水適(たまたま)来り、これを得て七八日、熱除いて脈は遅に、身涼しく、胸脇下満ち、結胸状の如く讝語する者は、これを熱血室に入ると為す。當に期門を刺し、其の実に随いてこれを瀉すべし。(同右)

(3)少陰の脈至らず、腎気微に、精血少なく、奔気促迫し、上りて胸膈に入り、宗気反聚し、血心下に結ぼれ、陽気退下し、熱陰股に帰し、陰と相い動き、身をして不仁ならしむ。これを尸厥と為す。當に期門、巨闕を刺すべし。(平脈法)

右の条文の他にも期門の挙例はあるが略する。これらの条文を、例えば『甲乙経』巻七・太陽中風感於寒湿発痓症第四における期門、大椎、肺兪、肺兪、章門などの応用、巻八の経絡受病入腸胃五藏積発伏梁息賁肥気痞気奔肫第二の記載、巻九の肝受病及衛気留積発胸脇満痛第四の記載などと並べてみると共通類似するところが多いことに驚かされる。

㉘の脚注　腹痛

〔注〕

陰陵泉は足太陰脾経の合穴（逆気して泄するを主る）。陰の陵泉、陰陵ともいい、陽陵泉（足少陽胆経）と「内外相(あ)い対」し（『類経図翼』）、「疾高くして内なる者は陰の陵泉を取り、疾高くして外なる者は陽の陵泉を取る」（九鍼十二原篇）。この内外を張介賓は内（藏・大陰脾）、外（府・少陽胆）と捉え、馬蒔は陰陵泉が太陰脾で膝下内廉に在り、陽陵泉が少陽胆で膝下外廉に在る義とする。が、両穴を応用するうえから、なお九鍼十二原の本文は追究されねばならない。陰陵泉の穴位は「輔骨の下、陥なるものの中なり。伸べてこれを得(とる)」（本輸篇）。

本書では陰陵泉を本項の腹痛の他、(81)乾霍乱―臍下痛、(97)積聚腹脹、二便渋り上気し、扁身腫るる者に応用。試みに類書の主治の項より二、三挙例する。

(1)腹中冷、腰痛俯仰すべからず、疝瘕、水腫、小便不利、気淋陰痛、霍乱、喘逆、遺尿、足膝紅腫（一抱子『大成』）

(2)腹中冷、疝気、腰痛み、水腫、小便通ぜず、淋病、陰いたむを治す（『重宝記』）

(3)心下満ち、寒中小便利せざるを治す（『鍼灸則』）

本書及び右の三書にこの穴の主治は尽くされているが、陰陵泉はまた、脚気水腫洞泄不化、霍乱暴泄を治す主要穴の一つである。《この注文に関しては㊿脚気の項、陽陵泉の注を参照》

㉚の脚注　積聚

〔注〕

章門は肝経の要穴、足厥陰と少陽（胆）とが交わる所。季脇の下一寸（第十一肋骨尖端の陥所）に在り（『霊樞』経別篇、衛気失常篇を参照）。脾の募穴（『甲乙経』巻三、『素問』気府論篇の注文）、藏の会（『難経』四十五難）でもある。故に季脇、脇髎、肋髎、肘尖、脾募、長平などの異名があり、臓病、ことに脾臓、肝臓、膵臓などの諸疾患を主治する。

本書では穴位を「臍の上二寸（下脘の高さ）の開、九寸五分」（大成、重宝記、鍼灸則いずれも九寸に作る）と記載し、積聚のほか、㉞胸痛、㊼瘧疾、㊽截瘧、⑩急驚風に応用。胸腹部や腰背部に募る急激な病状を除く特効穴として使用していることが知られる。刺深は六分ないし七分、甲乙、素注および類書に従う。試にその主治を例示して参考に供する。

◎脇痛、胸脇支満喘息、心痛腰痛して転側できない者、傷飽（食積）、泄瀉（泄痢）、少気厥逆、両脇積気卵石の如きもの、痞塊病、腸鳴腹脹、腰背肋間痛、腰冷背痛（および疝痛）、心痛して嘔する者。

なおこの穴位、主治については一抱子『大成』（岸原鴻太郎重刊補正）、『鍼灸則』に簡潔して要を得た記載がある。

㉞の脚注　胸痛

〔注〕

巨闕は任脈。鳩尾の下一寸、上脘の上一寸にこれを取る。心の募穴であることから心募の異名がある。心藏弁膜障碍や狭心症などによる心胸部の痛み・心悸を治す最要穴の二つ。また胃痛、胃酸過多症、胃痙攣、食道狭窄、喘息少気、膈中不利などに不可欠で、背痛、腹脹暴痛、霍乱嘔吐、胸中痰飲を治す。

本項に「吐法をもって痰を吐すべし」とある記載は、湯液や塩湯などによる吐法の他に、ここに選穴された上脘、巨闕、章門を刺して痰飲を吐かしめ、心胸の痛みを除くことを含意する。『鍼灸聚英』の巨闕の主治の記載に「霍乱不識人、胸中痰飲、先心痛、先吐、腹脹暴痛、卒心痛、妊娠子上衝心、昏悶」等とある。この穴の応用をよく心得た記載といえよう。本書が⑨③子癇にこの穴を用いていることも了然である。また『鍼灸治療基礎学』に「巨闕は心経につながること勿論であるが、背部では心兪・厥陰兪・巨闕兪（第四椎下）と表裏関係をなしている」（頁三二五）とある。熟考すべき指唆である。

《⑨③子癇の項を参照》

㊱の脚注　　腹脹硬、小腹堅

〔注〕

太谿は足少陰腎経の兪穴にして原穴。一名を呂細という。『霊枢』九鍼十二原篇に「陰中の太陰は腎なり。其の原は太谿に出ず」、本輸篇に「腎は湧泉に出ず。……太谿に注ぐ。

内踝の後、跟骨の上、陥中なるもの」とある。また厥病篇に「厥心痛、痛むこと錐鍼を以て其の心を刺すが如く、心痛甚しきものは脾心痛なり。これに然谷、大谿を取る」とあり、『素問』気交変大論、至真要大論篇にもこの穴名が見える。穴位は内踝後縁とアキレス腱前縁の間のくぼみ、脛骨動脈のふれるところに当る。太谿穴にふれる脈動は趺陽の脈動とならぶ足部脈診の要所であって『鍼灸聚英』に「男子婦人の病、この脈有れば生き、無ければ死す」とある。『素問』(前出)に見える「太谿絶・(者)」も同義。

主治はこれが腎経の兪土・原穴であることから広く腎藏疾患を主るが、腎の候である耳(中耳炎など)の病を治し、咽喉腫、気管支炎、扁桃腺炎、骨膜炎、喘息などを治す名穴の一つである。これらはいずれも腎経の流注と密接な関係がある。本書では本項の他に⑯臍下の線塊、伏杯の如きものにこの穴を応用。腎の積を名づけて賁豚という(『難経』五十八難。『金匱要略』第八)。これは小腹(臍下)よりおこり、上って心下・咽喉を衝き、発作あるときはほとんど死せんとするが、その上逆を治めるのに太谿を用いる。

なお参考と為すべき主治を附記する。

(1)胸脇楷満して俛仰するを得ず、𤸷𤺋欬逆上気し、咽喉喝して聲あるものは大谿これを主る。腎脹を治す。(『甲乙経』巻九)

(2)久瘧咳逆心痛、如錐刺其心。煩心不得臥。咽喉嘔吐口中如膠。善噫咳逆嗽唾血。脇痛腹痛。痃癖疝瘕積聚。傷寒手足厥冷。耳鳴。(『銅人』『明堂灸経』『医学入門』『聚英』などを参照)

㊷の脚注　痢病

〔注〕

痢病はいわゆるしぶり腹のこと。湿熱に由り、炎症の強いものを痢病という。泄瀉(くだり腹)に比べると腹痛があり、残便感を伴う。『内経』に腸癖(腸澼)とあるものがこれにあたる。その病理、脈候と症の弁別は通評虚実論、太陰陽明論、大奇論などに詳しく、『諸病源候論』では巻十七「諸痢病候」に詳論がある。

赤痢は「藏」例えば脾・小腸に湿熱があるためにおこる炎症性の下痢、また腸胃の虚に乗じて熱気が入り、痢に血のまじるもの。挾熱痢ともいう。白痢は「腑」例えば胃・大腸(脾胃・腸胃ともいう)に寒冷の気が客して腸間(大小腸)にあつまり、津液が凝滞しておこる痢とされる。

本書の治法は脾胃と任脈正中線を重視した取穴法を取るが、神闕（臍中）への塩灸を指示しているところからすると、久赤白痢、久熱痢、久赤痢などに附随しておこす諸症状、例えば脾胃の気虚弱して食飲できないもの、嘔噦・気逆・寒中（胃中虚冷）等に対する治療も含意する。（臍灸については「不食を治する傳」の注記を参照されたい。）

参考までに痢病に対する『重宝記』の治療点を例示すると、「（灸）脾兪・関元・腎兪・復留・長強・大腸兪・小腸兪・中脘・足三里・大谿。気海・水分・天枢に鍼して妙なり。いずれも五分ずついくたびも刺すなり。ふかく刺すべからず」とあり、本書と少しく治療を異にする。

㊹の脚注　痢病

〔注〕

石門穴は任脈、臍下二寸、白條部に取る。別名を精露、利機、命門、丹田、絶孕、兪門といい、女子に禁穴の説が多い。しかし本書では本項の他㊸にも五分の刺鍼を指示して中焦・下焦の調整に応用。

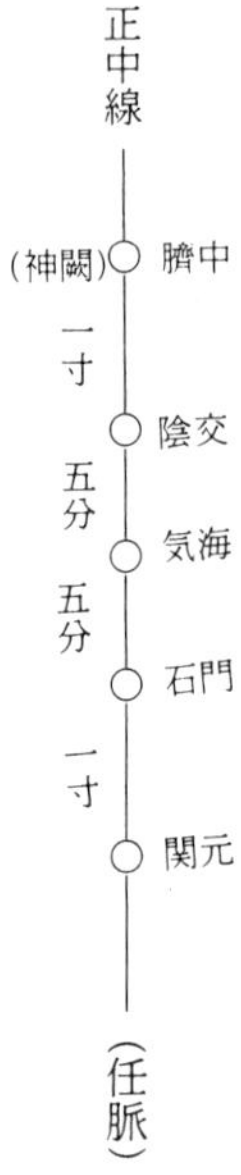

正中線
臍中（神闕）
一寸
陰交
五分
気海
五分
石門
一寸
関元
（任脈）

右図から明らかなように臍中から関元にいたるまで、いわゆる臍下丹田の要欠が並んでいる。石門穴もその一つで広義の丹田に属する。故にその主治は、腹大堅、気淋、身寒熱、咳逆上気、卒疝繞臍痛、奔豚気上衝、小腹絞痛、崩中漏下、婦人悪露など。通常は気海、陰交、関元と互用する。

㊼の脚注　頭痛

〔注〕

百会については⑭血暈および瘀血により狂気する者を参照。なお『甲乙経』巻十・陽受病発風第二に「頂上痛、風頭重、目脱するが如く、左右顧（かえりみ）るべからざる者は百会これを主る」とある。

㊽の脚流　腰痛

〔注〕

委中は足太陽膀胱経の合土穴。膕の中央、横紋の動脈陥中にこれを取る。血郄、中郄、委中央、委中英などの異名をもち、しばしば血を取る穴である。委中の要穴たる所以(ゆえん)は『霊樞』邪気藏府病形篇に「膀胱の合は委中央に入る」(木輸篇も参照)、「五藏六府の気、滎輸の入る所を合と為す。……滎輸は外経を治し、合は内府を治する」とあることによって知られる。気脈の浮浅・深入、外内いずれの病にも応用しうる理である。また委中は『素問』刺瘧、気府論、水熱穴論などの篇に散見して熱兪の一つにあげられ、「雲門、髃骨、委中、髄空、此八穴は以て(もちい)四皮の熱を瀉する」(水熱穴論)という。その主治を『鍼灸大成』は次のように記している。

脚痛、痛み拇指に及び、腰俠脊沈沈然として遺溺する者。腰重挙ぐる能わず、小腹堅満体風痺、髀樞痛むは血を出すべし。痼疹(久治愈えざる痼疾)皆な愈ゆる。傷寒四肢熱、熱病汗出でざるは其の経の血を取れば立ちどころに愈ゆる。委中は血郄なり。大風(厲風。『素問』風論に見える。癩病のこと)にて眉落つるには、これを刺して血を出す、と。

本書においても⑯癲病の項に人中、肩井、尺澤および面部・手足のふしだった所から血を取るのと同時に、委中からの出血を指示。㉛の乾霍乱にも出血の指示がある。

㊺の脚注　腰痛

〔注1〕

疝は任脈・厥陰肝・少陰腎の経脈がめぐる少腹（下腹部）や生殖器を中心に急痛する症、あるいは少腹部から腰尻部へぬけて劇痛する症を指し、気癃ないし大小便の不通を伴うことが多い。疝および疝気・㿗疝・疝瘕の語は「内経」に散見し、これが腹部の主要な病の一つであったことが知られる。そのいくつかを挙例すると次の通り。

①腎脈大急沈、肝脈大急沈、皆疝を為す。三陽急するを瘕と為し、三陰急するを疝と為す。（『素問』大奇論篇第四十八）

②厥陰（肝脈）のいわゆる㿗疝は婦人の少腹腫るるものなり。……腰脊痛みて以て俛仰すべからず。（『素問』脈解篇第四十九）

③病の少腹に在り、腹痛みて大小便することを得ず。病名を疝と曰う。少腹両股の間を刺し、腰髁の骨の間を刺す。(『素問』長刺節論第五十五)

また至真要大論、玉機真蔵論篇、平人気象論(以上『素問』)、『霊樞』邪気蔵府病形篇にも疝の病機、疝の脈診に対する言及がある。

参考までに疝の主因は房労、労倦、水湿停滞、瘀熱の阻滞、気虚などであるが、顕現する病症のちがいにより治法も若干異なる。本項の(注2)に挙げた菅沼用桂の治法はその一例である。

〔注2〕

八窌はふつう八髎と書く。上髎・次髎・中髎・下髎(左右一対・計八穴)の称。いずれも足太陽膀胱経の経穴。主治は仙骨部の痛み、痔疾、骨盤腔内の疾患(膀胱炎・子宮内膜炎など)、腰脊痛んで府仰できないもの、気癃、少腹痛、腸鳴澼泄、腰尻中寒など。八髎の語は『素問』骨空論篇第六十に「腰痛みて以て転揺すべからず、急に陰卵に引くものは八髎と痛上を刺す。八髎は腰尻の分間に在り」と見える。ここでは疝気に由る腰痛の故に灸治とする。筆者の数尠い治験に照らしても疝痛に対する八髎穴ならびに膀胱兪の灸の治効は絶大である。

なお『鍼灸則』腰痛の項をみると、朱丹溪を引いて「腎、病を受くるときは腰滞りて痛む（腎虚して邪湊り痛みをなす）」と記し、治法は〔鍼〕腰眼、三里、陽陵泉、阿是。〔灸〕腎兪、陰陵泉。〔出血〕委中を取る。同じく「疝気」（任脈の病、其の内、結を苦しむ）の治法は〔鍼〕天樞、腰眼、〔灸〕風市、阿是。〔出血〕腎兪を取る。

㉜の脚注　脚気

〔注1〕

本書における絶骨穴の扱いはやや微妙である。即ち陽輔穴をあてるか、懸鐘穴をあてるか分明さに欠ける。兪穴解によると、懸鐘の項に「足ノ外クルフシノ上三寸、動脉ノ中」、陽輔の項に「足外踝ノ上四寸、即絶骨ナリ」とある。一方、図解略の懸鐘の図を視ると「一名絶骨。足ノ外クルフシノ上ミ三寸。三陰交ノ法ノゴトシ」とある。太仲もまた『徳本流灸治法・灸治歌』に記された「食して腹脹り腰膝節痛み、立居ならずば懸鐘の穴（懸鐘は足の外踝の上三寸、絶骨・陽輔一つなるべし）」をふまえたものか。しかし注者は兪穴解の陽輔に注目して若干の考察を加え、兪穴解の後尾に注文を附した。《絶骨について》を参照。

〔注2〕

　陽陵泉は足少陽胆経の合穴。本輸篇に「胆は竅陰に出で、……（絶骨の端より）陽の陵泉に入る。陽の陵泉は膝外陥なるものの中に在り。合と為す。伸べてこれを得（とる）」とあり、『甲乙経』に「膝下一寸、骱の外廉、陥なる者の中に在り」という。『大成』並びに兪穴解などによると、足膝を折り屈めて外の折目の頭に仮り点し、足を伸してその一寸下にこれを取る。『難経』四十五難に「筋の会は陽陵泉なり」とあり、筋会とも陽陵ともいう。会は会聚を意味し、筋（腱、靭帯）の痙攣や弛緩、あるいは関節の痛みに陽陵泉を取る。また九鍼十二原篇に「疾高くして内なる者はこれを陰の陵泉に取り、疾高くして外なる者はこれを陽の陵泉に取る」とあり、両穴は足の陰陽経の流注のうえからも、部位（膝内と膝外）のうえからも、主治のうえからも相い対する。《㉘腹痛の項、陰陵泉の注を参照》

　すなわち陽陵泉は膝下一寸の外廉、脛骨と腓骨の陥中に在り、胆経は足脚部陽脈の正中を流注する。陽陵泉はその合穴、逆気して泄するを主り、同時に筋の会である。筋は藏府に対する外候といってよい。一方、陰陵泉はそれと対照的に膝下内廉の脛骨と腓骨の陥中に取る。脾経の合穴であって腹中冷、積聚および胃腸（脾の運化が不充分なものも含意）諸病を治す。内の謂である。また両穴を互用して下肢（脚膝）内外の痛みを治す

本書では陽陵泉を本項（脚気）の他、⑧④縊死する者、⑧⑥筋急に応用。前述の如くこの穴は胆経の最要穴の一つであって、応用範囲も広い。以下に主治の主要なものを挙げて参考に供する。

◎筋病を主る。坐骨神経痛、腓骨神経痛また麻痺（膝股内外廉不仁、髀樞膝骨冷痺）、腰痛、脚気、脚冷、側脇部の疼痛。また顔面腫に必須の穴の一つ。灸を用いて帯下を止め、消化管などからの内蔵出血に対する特効穴である。

⑦②の脚注　難産・死胎

〔注〕

この方剤については解説のなか〈『極秘抄』の構成、II―（2）〉に若干の説明を加えてあるので参照されたい。

73の脚注　産後の血暈の気附

〔注1〕

産後の血暈は産後急症の一つ、貧血性失神のこと。とくに身体の回復力をこえて無理した場合に突然の眩暈（めまい）、心胸煩悶、悪心嘔吐を覚え、甚しいものは神志錯乱、意識不明にいたる。この場合は、腎経の井穴である湧泉（尸厥、昏厥、不識人事を治す最要穴の一つ）と心包経の滎穴である労宮（諸々の気附、気逆を治す）〈⑪喘息の注を参照〉、および中衝を用いる。

〔注2〕

中衝は手厥陰心包経の井穴、手心主の異名がある。部位は手の中指の端（兪穴解に中指の外（母指側）爪角を去ること一分、という）。心包の病（心臓性疾患）で急性劇症の場合、卒中風、暴仆昏迷、暑気あたりによる眩暈など卒厥、人事不明の急救穴の一つ。また心痛、熱病煩心、激甚な頭痛、瘭疽初発時の激痛を治す。小児の場合は夜驚、疳虫を治す。鍼、灸、瀉血（熱性の頭痛、目赤、舌本強痛（こわばりいたむ）、咳逆喘急、煩悶掌熱など）いずれもよい。

右の三穴を配した本書の指示は理と用とをよく見(そな)えているといえよう。なおこの病症に対して、一抱子『大成』は支溝、三里、三陰交に鍼灸を指示、『則』は〈鍼—三陰交、関元、中極。灸—三里、大敦〉とある。因に『大成』は『神應経』と同じ。周桂、太仲ともに独特の治術者らしい選穴と治法を示している。

中衝はまた舌強(こわばり)（心痛煩満、中風人事不省、小児驚風(ひきつけ)などに際してよく見られる）にあたって瀉血し、あるいは点灸する名穴の一つ。本書では本項（産後の気附）のほか、(94)陰臭にこの穴を応用。ただし(94)については熱病煩悶して汗出でざる者（『銅人』『明堂灸経』『聚英』の主治などを参照）に応用したものか、註者には不明。

(74)の脚注　血暈・瘀血

〔注〕

血暈については前項(73)—貧血性の人事不省の気附け—を参照。ここでは瘀血により狂を発する者に対する治法を示す。狂は言語錯乱、常度を逸した行動、暴想などをいう。『傷寒論』太陽病・中篇にいわゆる「熱膀胱に結ぼれ、其の人狂の如き」症—桃核承気湯の条—、および「熱下焦に在り、少腹鞕満し、血証諦（つまびら）かなるもの」—抵當湯の条—である。従って三里（足）、三陰交、合谷の他に百会を取る。

百会は督脈。鬼門、泥丸宮、巓上、天満、三陽五会などの異名があり、左右顱頂結節の中央の陥中にこれを取る。『三才図会』は『十四経発揮』をふまえて「前頂の後一寸五分、頂の中央旋毛の中心、豆を容るる許り、両の耳尖に直（あた）る」と記し、督脈・足の太陽（膀胱）・手足の少陽（三焦、胆）・足の厥陰（肝）ここに会する、という。瘀血上攻して神衰（心煩、驚悸、健忘、頭痛、目眩、言語錯乱、心神恍惚、角弓反張、羊鳴、多哭）するものに百会を用いる理である。また『鍼灸治療基礎学』に「応用無限の穴であるが、五臓六腑をととのえた上で用いることが必要である」という。傾聴すべき意見である。またここでの三里の応用は「胸中瘀血（瘀血上攻の症の一）、胸脇榰満、鬲痛みて久しく立つ能わず、膝痿寒する者は三里これを主る」（『甲乙経』巻十一、動作失度内外傷寒崩中瘀血嘔血唾血第七）を参照。合谷、三陰交はともに婦人の経水諸病を治す主穴。〈75〉を参照。

75の脚注　産後の悪露、腹痛妨悶

〔注〕

先ずこの症に対する類書を例示しよう。

(1)『重宝記』　産後の諸病には期門。悪露止ざるは気海、関元。同じく腹痛むは陰交(百壮)、気海に灸す。期門、伏兎、関元、腎俞。(以上、『神應経』と略同)

(2)『鍼灸則』　産後腹痛（瘀血なり）　鍼―石門、関元。また同書の「統治一切経水諸病主穴」は次の十二穴を指示。〈三陰交、関元、石門、陰交、中極、気海、中脘、太敦、天樞、三里、神闕、合谷〉。

本書は関元と三陰交を指示。関元は次門、下紀(上紀―中脘に対する)、丹田、大中極、小腸募などの異名があり、足の三陰（腎経、脾経、肝経）・任脈の会（『甲乙経』）。『鍼灸治療基礎学』にこの穴をよく捉えた次の文がある。

〈丹田は精神を藏する所であって、脳が上丹田、関元が下丹田、心藏が中丹田である(依『黄庭経』註)。心は神を藏する。然るに小腸は心に属し、関元は小腸募である。心の神気は下りて関元に入るのであって、関元に丹田の別名ある所以である。大中極といふは「この穴一身上下四旁の中に當る。故に又大極中と名づく。乃（すなわち）男子は精を藏し、女子は血を蓄るの處」という類経図翼の説による名である。〉

なお本書では関元を多用し、本項の他に⑧㊷㊺㊻(51)(62)(64)(78)(90)に各々一寸〜二寸の刺鍼の指示が見える。

(77)の脚注　婦人の腰痛、小便渋

〔注〕

胞肓は膀胱経、『銅人』に鍼五分、灸五七壮、『明堂』に灸五十壮とある。腰脊急痛して忍ぶべからざるもの、腹痛腸鳴、小腹堅急癃（小便）閉、癃閉下腫、大小便閉を主治。（『甲乙経』巻九、腎小腸受病発腹脹腰痛引背少腹控睾第八に明解な記載がある）。坐骨神経痛、腰痛、上臀神経痛にも必須の要穴である。なお胞肓の名称については、胞を男子では精嚢（精室）、女子では子宮にあて、肓を肓門・膏肓・肓兪・胞肓に共通する字義と捉える説がある。『鍼灸治療基礎学』によると、肓の原（みなもと）である気海（脖胦、下肓―『霊枢』九鍼十二原に見える）と右の四穴との相互関係は極めて微妙である、と。〈(90)大便閉・

痞根の注〉および⑳小便閉じて悶絶する者を参照。

⑱の脚注　経閉

〔注〕

経閉に二種ある。(1)月水調わず塊になる癥瘕、(2)血枯である。いずれも臍下痛、臍後絞痛、血熱などの症を伴う。ここでは前者（癥瘕）に対する関元への鍼・灸を指示。『重宝記』と略同。ただし『重宝記』は別に「経閉は会陰（三壮）、月水通ぜずは気衝（七壮）あるいは関元」、「血塊には復溜、三里、気海、丹田(関元)、復帯、三陰交」を挙げ、『鍼灸則』にも経閉と血実・欝滞とを分った次の記載がある。

〈経閉（血枯なり）。鍼―中脘、気海、中極。　灸―関元、天樞〉。

〈経水未だ行らず、経に臨み将に来らんとして痛みをおこす（血実、欝滞なり）。鍼―天樞、陰交、関元〉

いずれも参考となすべき要説である。

⑲の脚注　霍乱・嘔吐

〔注〕

支溝は三焦の経穴(手少陽の脈の行く所)、飛虎などの異名がある。腕後三寸、両骨(橈骨と尺骨)の陥中、外関の上一寸に当る(本輸篇および『甲乙経』『十四経発揮』)。一方、この穴に近接して手少陽の郄穴の会宗(えそう)があり、『甲乙』に「腕後三寸、空中(くぼみ)に在り」という。取穴に際して混同しないよう注意を要する。『医学入門』の記載「会宗は、支溝の外傍一寸、空なる中に在り」に従い、支溝を上側、会宗を尺骨の外側に取る。

支溝はこの穴が三焦の経穴であることから、脇腋痛み四肢挙がらざる者、霍乱嘔吐する者、心悶、卒心痛、真心痛、中悪、面赤目赤嗌痛、暴瘖口噤する者などを治す。また、『鍼灸聚英発揮』などは、この穴を婦人の任脈通ぜざる者、産後の血暈、不省人事に対しても用いている。

⑧①の脚注　乾霍乱

〔注〕

霍乱に乾と湿があり、転筋腹に入るものがある。湿霍乱は⑦⑨⑧⓪の如く吐瀉、嘔吐するが、乾霍乱は本項の如く吐瀉なく悶絶してしばしば難治に至るとされた。転筋腹（ひきつり）に入るものも卒（にわ）かの吐瀉ののち津液かわき、脈とじて筋攣し、乾霍乱の如き様を呈するものをいう。本項が委中（郄中の異名をもつ。郄の字は重篤な急症状を治す義がある）から早く血を出すことを指示し、さらに「加鍼」と記して臨機応変の指示をしていることからも、いかにこの病が恐れられていたかが判る。委中からの出血は定法である。処方で云うと例えば人参湯（或は加附子）、白虎加人参湯、半夏乾姜散（湯）、乾姜人参半夏丸（湯）、厚朴生姜半夏甘草人参湯などが応用される者で、津液を潤（うるお）し、胃中（脾胃の義）の働きを活発にし、急な症状を除く必要がある。故に各々の症に応じて三里（胃経の合穴）、陰陵泉（脾経の合穴）、上廉（大腸経）、太白（脾経の原穴・兪穴）、内庭（胃経の滎穴）、絶骨（胆経。懸鍾・陽輔いずれも用いる）、至陰（膀胱経の井穴）を応用する。その選穴が的確であることは瞭然で、然も取穴し易い要穴を取る。因に上廉は手の三里の下一寸

（曲池の下三寸）に在り大腸気、腸鳴気走注痛するものを治す。なお参考までに(1)『大成』、(2)『重宝記』、(3)『鍼灸則』各々の霍乱の項から、その取穴・治法を載せよう。

(1)○霍乱─陰陵泉、承山　○腹中絞痛─委中　○胸満悶、吐─幽門　○吐気─三里、関沖

(2)○霍乱─陽陵泉、支溝、尺沢、承山　○腹痛─委中　○吐瀉─三里、関沖　○胸満、悶え吐せず─幽門（鍼）

(3)○鍼─鳩尾、中関、関元、三里　○灸─神闕（頭注に臍中の塩灸で起死回生させることを載せる）　○出血─委中

また解説に引いた『鍼灸卒病』に「霍乱、不省人事、欲死者」の項があり「神闕に灸する（数十壮）。本五蘊抄に載する」とある。

㉜の脚注　霍乱、吐を取ること

〔注〕

霍乱に乾と湿とがあることは前項㉛で述べた。本項は塩湯を吐剤に用いる一例である。

吐剤といえばすぐ瓜蒂散を想いうかべるが、この方は「(心下・胸中・膈間)温温として吐せんとする者」に用いる。いわば宿食や宿飲(痰癖)を吐かせる方であって精気虚乏する者、腹力の脱弱な者に用いるべきではない。塩湯を用いるのは塩が吐を促すことを応用し、水分を補いつつ吐かせて急を除くことがその目標である。痰厥・喘急に水または温湯を用いるのに似る。「その後は症に随いて薬治す」ることについても前項81を参照。吐瀉の後は肌腠を潤(うるお)す剤、脾胃を補う剤を配し用いる。例えば古方では右膏、半夏、人参、生姜、乾姜などを多用する。　なお『重宝記』霍乱の項に幽門穴を用いた次の記載がある。

〈(霍乱)腹脹、急にいたむときは、針をまづ幽門に刺すべし。此穴に刺せば、かならず吐逆するぞ。しかれども痛増して目などつむることあり。苦しからず。さて気海、天樞に針すべし。」

⑼の脚注　大便閉

〔注〕

痞根は阿是、奇穴。『類経図翼』に次の記載がある。「凡そ痞を治する者は痞根を治すべし。効を獲ずということ無し。十三椎の下、脊中に当って……両傍各開くこと三寸半、指を以て揣摸するに自ら動く処あり。即ち点穴してこれに灸す。大約穴は臍と平し。多く左辺に灸し、或は左右倶に灸する。これ痞根なり」と。第十三椎（即ち第一腰椎棘突起）の下の両傍各三寸に足太陽膀胱経の肓門穴が位置することから、痞根を肓門に重ねる説があり、『基礎学』に於ても「（痞根は）寸法は五分ほど異るが、肓門の術野のうちに入れてよい」（頁二一五）という。筆者必ずしもこれに同調するわけではないが、同書に引用（頁二一五―二一六）される『鍼灸阿是要穴』の記載は極めて示唆的内容を含んでいるので援用させて戴き、大方の参考に供する。（『鍼灸阿是名穴集』三宅・宇野共著も参照）

《或る人問ふ。吾子は痞根の穴を以て肓門の穴とす。肓門の穴、何を以て痞塊の根を治するや。曰く、十三椎下の左右、其の二行は三焦腧なり。腎兪の上に在り。雄経に三焦を原気の別使とす。原気は腎間の元陽なり。故に三焦兪は腎兪の上に在って十三椎の左右に繋る。其の三行は肓門の穴なり。肓は藏府肉骨の間空、陽気流行の處なり。故に上に膈肓といい、下に肓の原という者も皆元陽府会の地を指して肓というなり。三焦兪の左右に肓門の両穴ある者は、三焦元陽の気これより出て周身に往来流行するの門戸たればなり。三焦よく行る時は藏府榮衛よく往来流行して何の痞塊をなす事有らんや。古人肓門を以て痞根とす。神意有るかな。是を以て三焦兪に腹中聚石の如くなるを治するの効あり。肓門の穴に心下堅満を主るの効あり。余推して痞根は肓門の穴たりと云う者、過論にはあらず》。

ともかく痞根、肓門いずれの穴も、胃・腸・腰・腹部の病（胃痙攣、腸疝痛、腰痛、十二指腸潰瘍、カタル性胃炎および下焦三焦の病変）に際して圧痛の表われる要所にあたる。

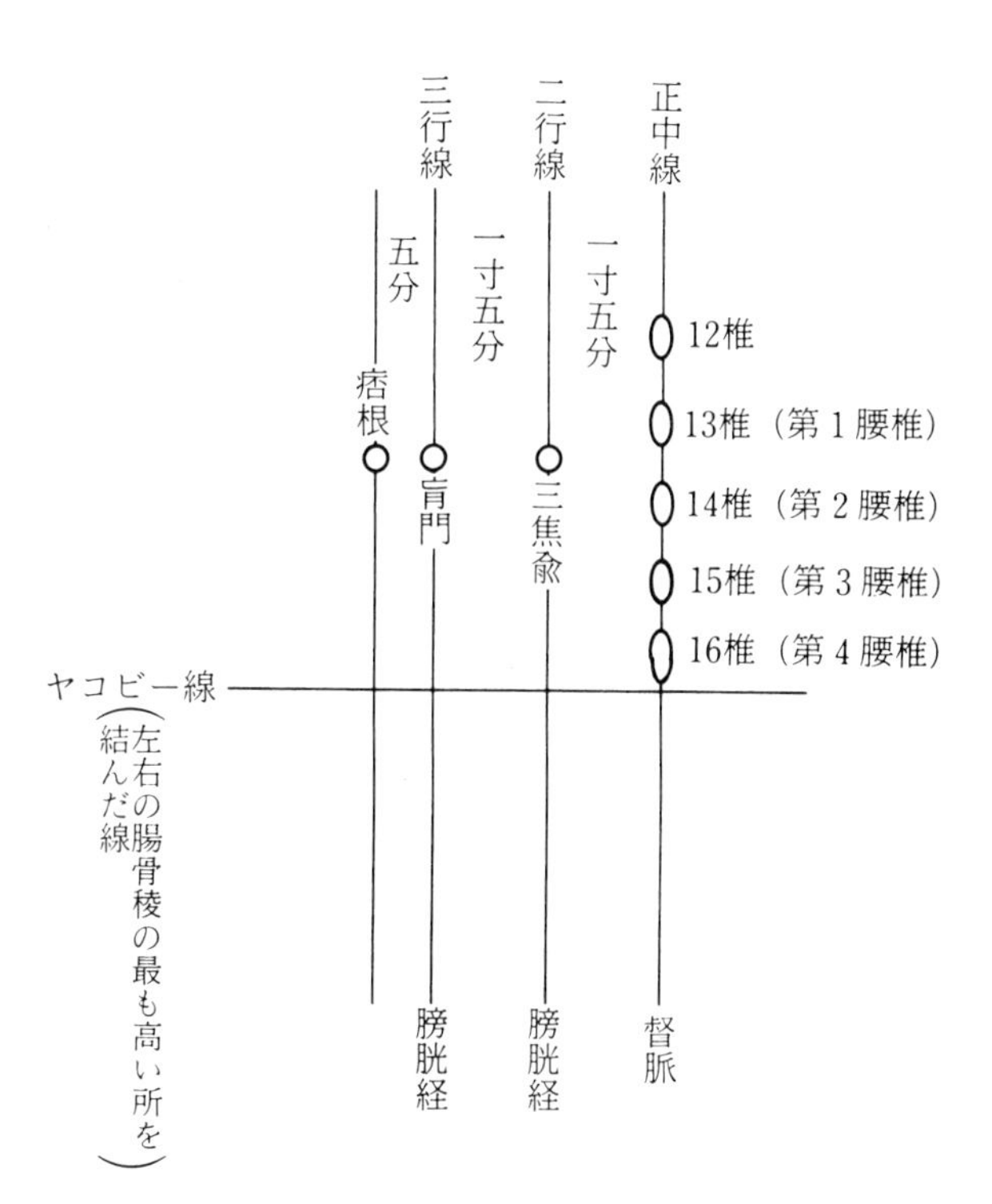
三行線
二行線
正中線
五分
一寸五分
一寸五分
12椎
痞根
13椎（第１腰椎）
肓門
三焦兪
14椎（第２腰椎）
15椎（第３腰椎）
16椎（第４腰椎）
ヤコビー線
（左右の腸骨稜の最も高い所を結んだ線）
膀胱経
膀胱経
督脈

⑬の脚注　子癇

〔注〕

子癇は妊娠中毒症の一種。妊娠・出産の際、あるいは産後に全身に痙攣をおこし失神する病。（ここでは妊娠中のことをいう）。死亡率が高くおそれられた。その鍼治法は難産、死胎、横産、血暈に準ずるが、本項は『神應経』の婦人門の記載と同じ（『重宝記』妊婦の項も同）。「子（胎気）の心に上逼して気悶え絶えんとするもの」は巨闕、合谷（補）、三陰交（瀉）とある。なお『鍼灸則』の「産後血暈して人を識らず」の項の記載、「鍼―三陰交、関元、中極。　灸―三里、大敦」も参考になろう。〈⑯なんざん、死胎をくだすに〉の本文を参照。

⑱の脚注　中寒

〔注〕

中寒はいわゆる寒中たり（ひえあたり）。寒邪に傷られること最も深く、甚しきは身体弦直、厥冷、昏迷、口噤等の急症状を呈する。朱丹溪の言に「傷寒の比に非ず。傷寒は、外、寒邪に感じて必ず大いに発熱し、経に循いて入りて漸々に深し。熱甚しと雖も即死せず。中寒は倉卒に感受して其病即発して暴なり。是れ胃気の大虚なり。急治せざれば危し」とあり、龔延賢に次の説がある。「中寒は寒邪直に三陰経に中る。寒が少陰に中る者は則ち臍腹痛、厥陰に中る者は則ち小腹及び陰（生殖、泌尿器系）に至て疼痛を為す。太陰に中る者は則ち中脘痛む」と。即ち陰症傷寒に擬似される。

陰交・気海はともに任脈。本書が任脈を重視していることは既に述べた。

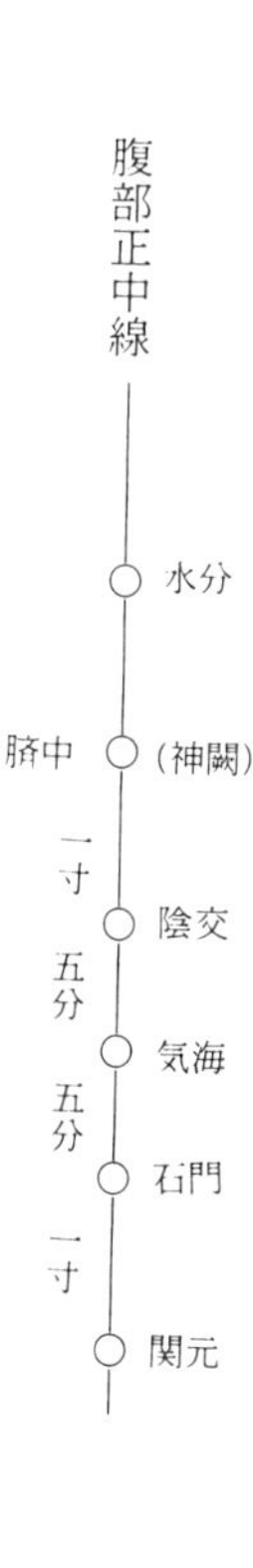

陰交は臍下一寸（膀胱の上際）に在り、異名を横戸・少関・丹田といい、三焦の募、任脈・衝脈・少陰（腎）の会にあたる。主治は次の気海と略同じ。

気海は臍下一寸五分、石門の上五分の処に在って原気の海と呼ばれ、下気海・下肓・丹田・脖胦（ぼつよう）・肓の原の異名で呼ばれることがある。『霊樞』九鍼十二原論に「肓の原は脖胦に出ず」とある記載（四時気篇なども参照）などがそれである。また『類経図翼』などに「男子生気の海と為す」と見え、古来より下焦の原気を補う要穴とされ、大極療法の要（かなめ）とみなされる。なお右文中の下気海に対応する上気海は膻中のこと、下肓に対応するものは膏肓である。その主治を例示すると次の如し。

①銅人―臍下冷気上衝。心下の気結して塊を成し、その状覆杯の如きもの。小便赤渋、婦人の月事不調、帯下崩中、産後の悪露止まざるもの。臍を繞って疞痛するもの、および藏気の虚憊、真気不足、一切の気疾久しく差（い）えざるもの。

②医学入門―臓気虚憊。一切気疾。小腹疝気の五藏を遊行するもの。冷気衝心。臍を繞りて疼痛し、気結して塊をなし覆杯の状の如きもの。

なお中寒に対する類書の治法を例示すると次の如く概ね本書と類似する。

①鍼灸抜粋大成―鍼―気海、関元。灸―神闕、気海、関元。

②重宝記―気海、関元に針灸、或は腎兪、肝兪に灸。昏みて人を知らずは神闕に灸。

③鍼灸則―灸―中脘、神闕、気海。

⑮の脚注　急驚風

〔注〕

急驚風は驚風の実証に傾く症（⑨「驚風」の項を参照）。小児神経症のうちでも肝気症（カンの虫）とも類する。したがって足厥陰（肝）と足少陽（胆）の会（『甲乙経』）であり、脾の募穴（同上）でもある章門穴を取り、心下痞満・逆気裏急・煩悶胸痛・胸中満・腹脹満気逆などの主治をもつ腎経の幽門を取る。中脘・幽門・章門に対する刺鍼が深いのは邪実を瀉する刺法によるものであろう。急驚風が胃熱を伴う諸症状（胃実）を呈し易いこともこの選穴と刺鍼によくあらわされている。印堂は奇穴。両眉の間、正中にとる。『神農鍼経』に由来し、小児の急慢性驚風、搐搦、鼻疾患を治する名穴である。ただし原典には小麦大の艾炷を三壮灸すとあり刺鍼の記載はない。ここでの刺鍼が「鍼を仆（ふ）せて二分」とあることに注目してよい。

なお『重宝記』驚風の項に「急驚には針すべし。慢驚には灸すべし」とある記載はこの病に対する治則を概括したものである。

⑭の脚注　瘡腫・瘑瘡・諸瘡

〔注1〕

瘡は皮膚病の総称。瘡腫はいわゆるデキモノで皮膚の浅表部に膿汁や無色の液汁をもった有形の腫れ物を生じ、痒みや痛た痒さをともない、これを掻きくずすと汁液を出して靡爛するものをいう。疥、癬、庁瘡などもこれに含まれる。瘑瘡はあたかも雁が列を為して飛ぶように掻きくずしたあと湿疹や瘡がひろがる「とびひ」の類。これらの化膿性疾患は当時から扱いにくい疾病に属し、湯液の内服と外科的治療とが必要とされた。ここでの出血は悪血の排出、排膿を旨とする外科療法に擬似され、鍼治ことに三稜鍼が効を発する場とされた。この治法を勘案する上で参考になる一文を提示する。

治癰腫者刺癰上、視癰大小深浅刺之。刺大者多而深之、必端内鍼為故止也。(『甲乙経』巻十一・癰疽・下)。《この文はもと『素問』長刺節論に見える。が、文の理を得ているとみられる甲乙をとった。》

なお⑯疔、㉒悪しき痘瘡の項も参照のこと。

〔注2〕

乱に刺す意に二ある。一は第一章の「補瀉迎随・直乱のこと」に記載のある乱刺法を行うこと。その二は『霊樞』官鍼篇に見える十二刺の一つ「贊刺」を施すことである。いずれも瀉法の典型といってよく、膿をもつ腫れもの（癰腫、癩病、スネクサの類）を刺して悪血を出す。ただし乱刺法は鋭く鍼を捻（ひね）り、ふるわして抜く瀉法、贊刺は鍼を浅く鋭く直入直出することを数発くりかえし悪血を出す刺法である。

○　兪穴解（図解略……第二部影印覆刻を参照して下さい）

1尺澤　肘の内の横文の中なり。図にあり。

2少商　手の大指の内角を去ること一分

3中府　天突の下二寸の開六寸の処

4二間　（図にあり）

5三間　（図にあり）

6商陽　（図にあり）

7合谷　（図にあり）

8手の三里　曲池の下二寸

9曲池　手を折りて肘の横文のはし

10肩髃　肩のつけ根手をあぐればくぼむ所なり

11神門　掌後の際、中指と無名指（くすり指）の間の通りなり
12少衝　手の小指の内の角、爪の際を去ること一分
13前谷　（図に見えたり）
14後谿　（図あり）
15陽谷　（図あり）
16腕骨　（図あり）
17曲澤　（図に見えたり）
18間使　掌後三寸、両筋の間の陥中
19内関　掌後二寸、両筋の間
20労宮　（図にあり）
21中衝　手の中指の外爪角を去ること一分

22関衝　手の無名指(くすり指)の外爪角一分
23関元　丹田ともいう、臍下三寸
24中極　臍下四寸
25會陰　両陰の間なり
26曲骨　横骨の上毛際の陥中、動脈あり
27大杼　一椎の下の開一寸五分
28風門　二椎の下の開一寸五分
29肺俞　三椎の下の開一寸五分
30厥陰俞　四椎の下の開一寸五分
31心俞　五椎の下の開一寸五分
32膈俞　七椎の下の開一寸五分

33肝兪　九椎の下の開一寸五分
34胆兪　十椎の下の開一寸五分
35脾兪　十一椎の下の開一寸五分
36胃兪　十二椎の下の開一寸五分
37三焦兪　十三椎の下の開一寸五分
38腎兪　十四椎の下の開一寸五分
39大腸兪　十六椎の下の開一寸五分
40小腸兪　十八椎の下の開一寸五分
41膀胱兪　十九椎の下の開一寸五分
42委陽　膕下の大横紋より六寸下るなり
43印堂　両眉の間の正中

44鬼當　手の大指を屈し、内の紋の端
45魚尾　目尻の尽(つき)る処
46鼻準　鼻柱の曲骨の下際(きわ)
47膝臏(しっぴん)　膝皿の大骨の下際(きわ)
48大祖　大椎の上の小椎なり
49祕根　章門の外のくぼみなり
50鬼眼　(図あり)
51鬼哭　手の法のごとし
52水目　陰市の前一寸
53気海　十五椎の下の開一寸五分
54大陽　紫脈目尻一分許(ばかり)

55申脈　足外くろふしの下五分
56僕参　足の外くるふしの下際(きわ)
57崑崙　足の外くるふし後の下際(きわ)
58承山　地を去ること一尺の処
59委中　ひかがみの中央
60胞肓　十九椎の開三寸
61素窌　鼻柱の上の端（素髎）
62人中　鼻柱の下二分
63神庭　頭の中行前のはえ際(ぎわ)を入ること五分
64上星　前髪際(はえぎわ)を入ること一寸
65百會　（図にあり）

66前頂　上星の後二寸

67風府　後の髪際（はえぎわ）を入ること一寸

68強間　百會の後三寸

69瘂門　後の髪際を入ること五寸

70承漿　唇の下のくぼみ

71廉泉　おとがいの下、結喉の上

72天突　咽喉の骨の欠（か）けめなり

73膻中　両乳の正中

74中庭　膻中の下一寸六分

75陰交　臍の下一寸

76鳩尾　むなさき岐骨の下五分

77石門　臍下二寸

78気海　臍下一寸五分

79期門　巨闕の傍四寸五分

80俠谿　足の小指と薬指の間、岐骨の先のくぼみの中

81臨泣　俠谿の前一寸五分

82丘墟　臨泣の前三寸

83懸鐘　足の外くるふしの上三寸、動脈の中

84陽輔　足の外踝の上四寸、すなわち絶骨なり

85陽陵泉　足膝を折て外の折目にしるしをして、それより一寸下なり

86五枢　臍下五寸の開三寸五分

87帯脈　章門の下一寸八分

88京門　臍の上五寸の開九寸五分

89肩井　深く刺すこと勿れ、失を失う。もし誤るときは三里を刺すべし

90風池　耳の陰の陥(くぼ)みをおしてこたゆる所

91瞳子窌　目じりを去ること五分

92湧泉　足のひら然谷に并う。（図にあり）

93然谷　足のひら。（図にあり）

94大谿　足内くるふしの下、大骨の下のくぼみ、動脈の中

95四満　臍の下二寸の開五分

96陰谷　曲泉と委中の正中なり

97陰都　中脘の傍五分

98幽門　巨闕の開五分

99中柱　四満の上一寸、すなわち臍の傍五分の下一寸の処

100至陰　足の小指の外爪角を去ること一分

101束骨　足の小指の外、本ふしの後際

102京骨　束骨にならぶ

103外関　(図にあり)

104陽池　手背の横文の内のくぼみ、小指と薬指との間、本節(ふし)の前なり

105支溝　(図にあり)

106隠白　足の大指の内の爪の角一分

107大都　隠白の後

108大白　大都の後

109公孫　足の大指の本節の前一寸

110三陰交　（図にあり）

111乳中

112乳根

113頬車　耳たぶより五分下

114承満　上脘の二寸開きなり

115天樞　ホゾ（臍）の正中より二寸の開き

116気衝　天樞の下八寸、すなわち歸来の下一寸

117陰市　ひざの前三寸、両ひざを合わせてとるなり

118豊隆　足の外踝の上八寸

119解谿　（図にあり）

120衝陽　すなわち趺陽なり

121 内庭　足の次指と中指の間、本節の先のくぼみの中

122 大敦　足の大指の外爪角を去ること一分

123 行間　足の大指の本節の前、動脈のある所なり

124 大衝　足の大指の本節の後、動脈の中

125 曲泉　膝の内輔骨の下陥の中、横文の頭なり

126 章門　ホゾ(臍)の上二寸の開　九寸五分

以上、百二十六穴

《絶骨について》

絶骨穴は足少陽胆経に帰属するが、その取穴位に二説がある。陽輔穴と懸鐘穴とがそれである。両方の穴の別名をいずれも絶骨とするものもある。本書では「兪穴解」84に明らかなように陽輔穴をこれにあて「足の外踝の上四寸、すなわち絶骨なり」という。しかし今日一般に絶骨というと懸鐘穴を指す場合が多いので以下に若干の考察を加える。

絶骨の語は(1)『素問』骨空論に「(寒熱に灸するの法)……絶骨の端、これに灸す」、(2)『霊枢』経脈篇に「胆・足少陽の脈は目の鋭眥に起こり……外輔骨の前に下り、直下して絶骨の端に抵る…」、(3)『難経』四十五難に「髄は絶骨に会する」等と見える。ところがこれらの記載は、足の外踝上に位置する外輔骨（腓骨）の下端、あるいは内踝の上端を指しているとも、経穴名を示すものとも判断できる余地をのこしており、古来、注家が意見を異にしているのである。その主要なものを順次あげると次の通りである。

(1)骨空論「外踝上、絶骨之端、灸之」の次注（王冰）。〈陽輔穴なり。足の外踝上、輔骨の前、絶骨の端、前へ如くこと同身寸の三分、丘虚を去ること七寸に在り。足の少陽脈の行るところなり〉

(2)経脈篇「絶骨の端に抵る」の張介賓の注。〈絶骨の端とは陽輔穴なり〉

(3)四十五難「髄会絶骨」の注。(イ)丁徳用曰く「髄会、絶骨は骨名なり。其の穴は外踝上四寸、陽輔穴なり」。(ロ)虞庶曰く「絶骨は乃ち陽輔穴なり。また足の少陽の脈気の出ずる所なり」

(4)『素問』気穴論「府兪七十二穴」の次注。〈陽輔穴は外踝上に在り〉。新校正(林億ら)は『甲乙経』巻三「足少陽及股幷陽維四穴、凡そ二十八穴第三十四」に従い、「(陽輔穴は)外踝上四寸、輔穴の前、絶骨の端……」と(1)と同様に附記する。

(5)『甲乙経』巻三

陽輔は…足の外踝上四寸、輔骨の前、絶骨の端、前へ如くこと三分、丘虚を去ること七寸に在り。足の少陽脉の行る所なり。経と為す。刺入五分、留むること七呼、灸三壮。《ただし『針灸甲乙経校釈』山東中医学院校釈・人民衛生出版社・p475—476は「丘虚を去ること七寸」の句が上文の「外踝上四寸」と合致しないことから脱誤を疑う。》

懸鐘は足の外踝の上三寸動脉中に在り。足の三陽の絡。

右の如く『甲乙経』においては未だ絶骨穴の名称を用いず、(1)～(4)と同様「絶骨の端」を陽輔穴の穴位としていることが判る。

(6)『千金要方』巻二十九。

懸鐘。一名絶骨。外踝の上三寸、動ずる中に在り。足の三陽絡。

陽輔。外踝の上、輔骨の前、絶骨の端、前へ如くこと三分許(ばかり)、丘虚を去ること七寸に在り。《『千金翼方』巻二十六も上記と略同じ。『千金』に於てはじめて懸鐘穴の別名を絶骨とする記載が見える》。

(7)『外台秘要方』巻三十九。王燾(おうとう)によると懸鐘、陽輔いずれにも絶骨穴の名称を用いていないが、懸鐘穴の項に「足の三陽の大絡」と記し、光明穴の項に「足の少陽の絡、(この穴は)絶骨穴と病を療じて同じく功あり」と記す。光明穴の主治は「淋瀝、股酸、熱病汗不出狂、病虚則痿躄、坐不能起、実則厥腫熱、膝痛、身体不仁、手足偏小、囓頬不能俛仰、痙」。一方、陽輔穴の主治は「寒熱腰痛如小鐘居真中、弗然腫、不可以欬、欬則筋縮急、諸節痛、上下無常處、寒熱酸痛、四肢不挙、腋下腫、馬刀瘻、髀膝脛骨播酸、痺不仁、喉痺」、懸鐘穴の主治は「腸満、胃中有熱不嗜食、小児腹満不能食飲」とある。ここでの絶骨穴は主治からみると陽輔穴に相当するが、「足の三陽の大絡」と規定する点では懸鐘穴にあてられているようである。『外台』の主な典據は『甲乙』と「千金要方」と『千金翼方』、甄権、揚玄操らで、宋以前の文献を広く用いているが、当時すでに絶骨という名前も分明ではなかったものであろう。いずれにしても、両穴の主治、名称などの点で混乱がみられる。

(8)『医心方』巻二では二穴とも『甲乙経』『千金要方』と略同じ。主治は『外台秘要方』の要点を示したものとなっているが、いずれにも「足の三陽の絡」、「大絡」の語は見られず、別名の記載もない。

ところが後世になるほど臨床上での絶骨は懸鐘穴にあてられるようになり、穴名・穴位の校勘のうえからも懸鐘穴に重きがおかれるようになる。ことに江戸時代の鍼灸書にはこの傾向が強く、本書のように絶骨をすなわち陽輔穴とみなし、しかも重要な治療点として臨床に多用している例はまれである。右の意を確認する一方、他書に懸案の二穴がどのように記されているか、参考までに経穴の校勘に詳しい二書と一般的に知られている鍼灸書のいくつかを例示しよう。

陽輔穴ハ外踝ノ直上四寸懸鍾穴ハ外踝ノ
上三寸今云絶骨コレナリ丘墟穴ハ外踝ノ
微シ前臨泣ヲ去ルヿ三寸ニ附ルナリ臨泣
穴ハ足ノ小指ノ次指本節後間俠谿ヲ去ルヿ
一寸五分ニ附ル地五會穴ハ足ノ小指ノ
次指本節後ヘニ附ル俠谿穴ハ足ノ
小指ノ次指前ニ附ルナリ竅陰穴ハ
足ノ小指ノ次指ノ端外側爪甲ヲ
去ルヿ一分バカリニ附ル

懸鐘―足外踝上三寸動脈中。一名絶骨

営昇按甲乙経曰足外踝上三寸動者中足三陽絡按之陽明脉絶乃取之又千金方曰懸鐘一名絶骨在外踝上三寸動者中足三陽絡又針灸聚英曰懸鐘一名絶骨足外踝上三寸動脉中千金方聚英原始皆懸鐘一名絶骨又刺瘧論王註陽輔一名絶骨又難経本義絶骨一名陽輔十四経発揮滑氏注外踝以上為絶骨竇漢卿外踝上為絶骨是以骨位言也非言穴名也又千金翼曰在足外踝上三指當骨上取法以草從手指中文横三指令至両畔齊将度外踝從下骨頭典度齊向上當骨點之又千金方灸脚氣絶骨者以一夫取之是即脚氣八處灸法之絶骨也世医専治脚氣或中風或水腫或膝脛痠麻疼痛皆灸絶骨予常考索懸鐘之主治聖濟総録銅人経膝胻筋癴足不収履坐不能起又聖恵方心腹脹満膝脛連腰痛筋攣急腿胯膝脛痺麻屈伸難針方六集脚氣心腹脹満水腫百節痛左癱右瘓両足不随又聚英脚氣膝胻痛筋骨攣痛足不収中風手足不随又入門湿痺流腫筋急瘈瘲又医学原始脚氣紅腫起坐艱難因是観之懸鐘穴為絶骨可知也

懸鍾甲乙一名絶骨。千金足外踝上參寸。動著脈中。足三陽絡。按之陽明脈絶。乃取之。甲乙骨絶頭陷中。外臺當骨尖前。類經

按著字衍。千金並翼方。外臺無脉字。外臺絡上有大字。陽明跗上脈也。踝上就骭骨而上參寸許。則有絶髓處。其骨鋒尖者。俗呼揚技骨也。其前是懸鍾也。千金咳嗽篇作内踝上字誤也。又千金曰。脚外踝上一夫。又云。肆寸。本事方資生一說。作肆寸。肆寸則與陽輔穴相並。不可從。外臺灸脚氣篇云。壹尺肘后。作外踝上參寸餘。指端取踝骨上際。屈指頭肆寸。便是與下廉頗相對。分間二穴也。千金翼云。外踝上三指。當骨上取法。以草從手指中文橫三指。令至兩畔齊。將度外踝從下骨頭與度齊。向上當骨點之。並非是。神應經云。雖曰外踝上除踝參寸。必以絶髓處為穴。此說為得。

陽輔 靈樞 一名絶骨。素問 一名分肉。類經 外踝之上、輔骨之前、及絶骨之端也。爲經。靈樞 外踝上肆寸、輔骨前絶端。如前參分。去丘墟柒寸。甲乙

按氣穴論云。分肉二穴。次註曰。外踝上絶骨之端、參分。筋肉分間陽維脉氣所發。新校正曰。甲乙經。無分肉穴。疑是陽輔。素問直解曰。臍上參寸。水分穴也。恐非。又骨空論云。外踝上絶骨之端。灸之次註曰。陽輔穴也。刺瘧云。鍼絶骨。王曰。陽輔穴也。難經云。髓會絶骨。滑壽曰。絶骨一名陽輔。按與懸鐘同一名。恐有差謬。去丘墟柒寸。則以踝骨爲參寸外臺作膝蓋下外側參寸。傍廉骨當小指兩筋間非也。類經引次註曰。作如後貳分。今本與甲乙同。醫門摘要曰。輔骨當作骭骨非也。千金翼諸風篇曰。外踝上參寸。一云肆寸。又云。一夫。

右の二書は経穴の位置、経脈の流注などを江戸後期という歴史的時点において捉えなおした代表的な鍼灸書といってよく、現在でも貴重な鍼灸資料となっているが本書より後代のものである。

③『和漢三才図会』巻十一・経絡

◎陽輔―一名分肉。外踝の上四寸、輔骨の前、絶骨の端を前へ如くこと三分、丘墟を去ること七寸にあり、陽維の脈気の発する所なり。

◎懸鐘―一名絶骨、外踝の上三寸、骨の尖前、動脈の中に當る。三陽の大絡と為す。(これを按ずれば陽明の脉絶ゆる)。髓の會と為す。

④『鍼灸重宝記』経絡要穴の目録、腿脚の部

◎陽輔―陽交の下三寸(すなわち外踝の上四寸)……腰足冷、膝はぎ、心脇、頭の角、頷、目眥、喉、諸節ことごとく痛み、常処なく痿痺(なえしびれ)不仁、口苦く、汗出、振寒く、瘧、こうひを治す。

◎絶骨―足の外踝の真中通り、踝の上三寸動脉の中……心腹脹満、胃熱して不食し、脚気、筋骨攣り、いたみ、虚労、咆逆、こうひ、泄注、頚項こはり、痔、下血、はなぢ、鼻かはき、脳疽、大小便しぶり、中風、手足隨(かな)わざるを(治す)。

右のように『重

宝記』では絶骨に懸鐘穴をあてて説明を加えている。

なお現代の鍼灸書においても、右の二穴に対する言及は多い。が、余りにも煩瑣になるので省略する。筆者は、ただ、経穴の位置・主治・名称が単なる治療上の一点としてだけ捉えられがちな中で、本書に「陽輔すなわち絶骨」とある記載に注目しただけである。経穴をめぐる小さな問題は、ときに経脈の流注という大きな問題に発展することがある。右の二穴も、その芽をはらんでいるといってよい。

跋

凡そ物博(ひろ)ければ則ち多才にして以て宜(かな)う。　而れども其の機に臨むに及んで事煩(わずら)わし。　而して或いは約なれば則ち精一にして必らず中(あた)り、　其の変に應ずるに至って技窮(きわ)まる。　敗物を受けて誰か昔を兼美する無からむや。　然れども博(はく)にして能く約なるは是れ其の難きかな。　余が郷(さと)の木子(太仲)は愼覃(しんたん)にして鍼灸に精(くわ)しく、　嘗て術を平安に試むること数年、経験する所亦(また)多く、　異本に傳うる所の出も有り。　今其の書を修次し、縁飾するに己が意を以てす。　録して一小冊を為(つく)りてこれを公(おおやけ)にし、　世の病症は輸穴にあらざる莫(な)きを明備す。　懐袖(かいしゅう)するに便にして検閲し易し。

約にして博異(はくい)を貴(たっと)ばずと謂うべし。　若し夫れ其の受授する所、淵源有らば最も珍宝すべきと為す。　台州先生の序中に詳(つぶ)さに藏せらるれば復た贅専(ぜいせん)せず。　安永戊戌　平安に題す。

東奥　藤　晁明

跋

凡物博則多才以宜。而及其臨機事煩。而或約則精一必中。而至其應変技窮。受敗物無兼美誰昔。然博而能約是其難哉。余郷木子愼覃精於鍼灸、嘗試術於平安数年、所経験亦多、異本有所傳之出。今修次其書、縁飾以己意、録為一小冊公之。世病症莫不輸穴明備。便於懐袖、易於検閲。可謂約而不貴博異。若夫所受授最為可珍宝。詳于台州先生序中蔵、不復贅專。安永戊戌、題於平安

東奥　藤　晁明

あとがき

『鍼灸極秘抄』という懐袖本の写しをはじめて示された時、これくらいのものなら何とかできるかナ、と思った。予め話を伺っていたし義父・正胤の蔵書のひとつに同じものがあり、別に瀉本があることも知っていたからである。また『鍼灸卒病』という小冊子があって『極秘抄』と類似していることを知り、かつて医道の日本社から〈改訂増補・古典鍼灸醫学大系十七〉として復された『鍼灸五蘊抄・玄奥』も手許にある。少しばかりの予備知識はあった。しかし苦汁を飲んだのは本書の梗概・内容を知りはじめてからであった。先ず成立年代がやっかいである。解説のはじめに述べたように、この書は、医史学上（我が国の鍼灸ならびに湯液治術の歴史の上でといいかえてもよい）問題の多い「時」に成り、しかも「甲斐徳本翁傳書」という箚がついている。その内容は京の名医・荻野元凱（台洲）の序にふさわしく「輸は其の樞要を撮り、刺はその浅深を審らかにし、病の證を區し、緊数（すじみち、道理）を著して運手の抄に至」っている。たじろがざるを得なくなり、一夏、二夏と過ぎた。一方、序・跋をはじめ本文の解読をすすめ乍ら、本書の性格（刺絡、五行穴の応用、任脈と督脈の応用等々）を知り、一層この懐袖本の妙味が解り、ことさらに附会・表記することの無意味さを覚えていたことも事実である。しかし筆者に何がしかを書く勇気を与えてくれたのは『鍼灸治療基礎学』十四経絡図譜解説（澤田健先生校訂、代田文誌著、春陽堂刊、昭和十五年六月発行）であった。今現在『基礎学』は現代における古典といってよい。それよりはるか以前に極端に駄言を省いて治験の実のみを表記した本書の姿勢をおもい、これを通して『基礎学』が私共鍼灸人に遺したような珠玉の一端でも示し得ることができれば……とおもいを馳せたのである。

　而して現今の鍼灸の様（たてまえとしての医療類似行為、瀉血、古典医書の空洞化、とりあつかう疾病と患者の質と層の変化、湯液と分離された行き方、或は自ら自流閉門してゆく様などなど）を、時をさかのぼらせ考えてゆくうちに、今に内在する論点のいくつかが奇しくも明和・安永・天明にぶつかることを改めて知ることになった。ここにその内実を記すことは控えるが、その一端は解説を読んで戴けると了解されるであろう。

　本書を一つの契機として、今だからこそ鍼灸医術について事細かに記しておかねばならないことが多々ある。いまここに附記したものは、必要事項の半数に相当しようか。然し、除いた諸穴だけについていえば他書を参看すると充分すぎるほど学習することができるであろう。若し再版の機会があれば存分に補足筆記したいとおもふ。

最後に、刊行にあたって横山瑞生先生より貴重な序文をいただけたのは望外のよろこびとなった。それればかりか、先生が私のつたない解説に目を通され、助言くださったことに感謝申し上げげる。そして誠に辛棒づよく応援・支持して下さった谷口直良氏、安井きくえ女史に心底より感謝の意とおわびを申し上げる。そして快く序・跋の解読に御協力を戴いた野瀬眞氏に感謝の意を表する。

一九九〇年五月。『極秘抄』公刊より二一〇年めの「時」

大悲庵にて紹述謹んで識す

◎次の五図（手足の陰・陽経の総図）は岡本一抱子の『鍼灸抜萃大成』（岸原校注、重刊本）よりとった。分寸にかかわらず、手足の経穴と各経の流注をながめる参考になるであろう。

陽手三經之圖

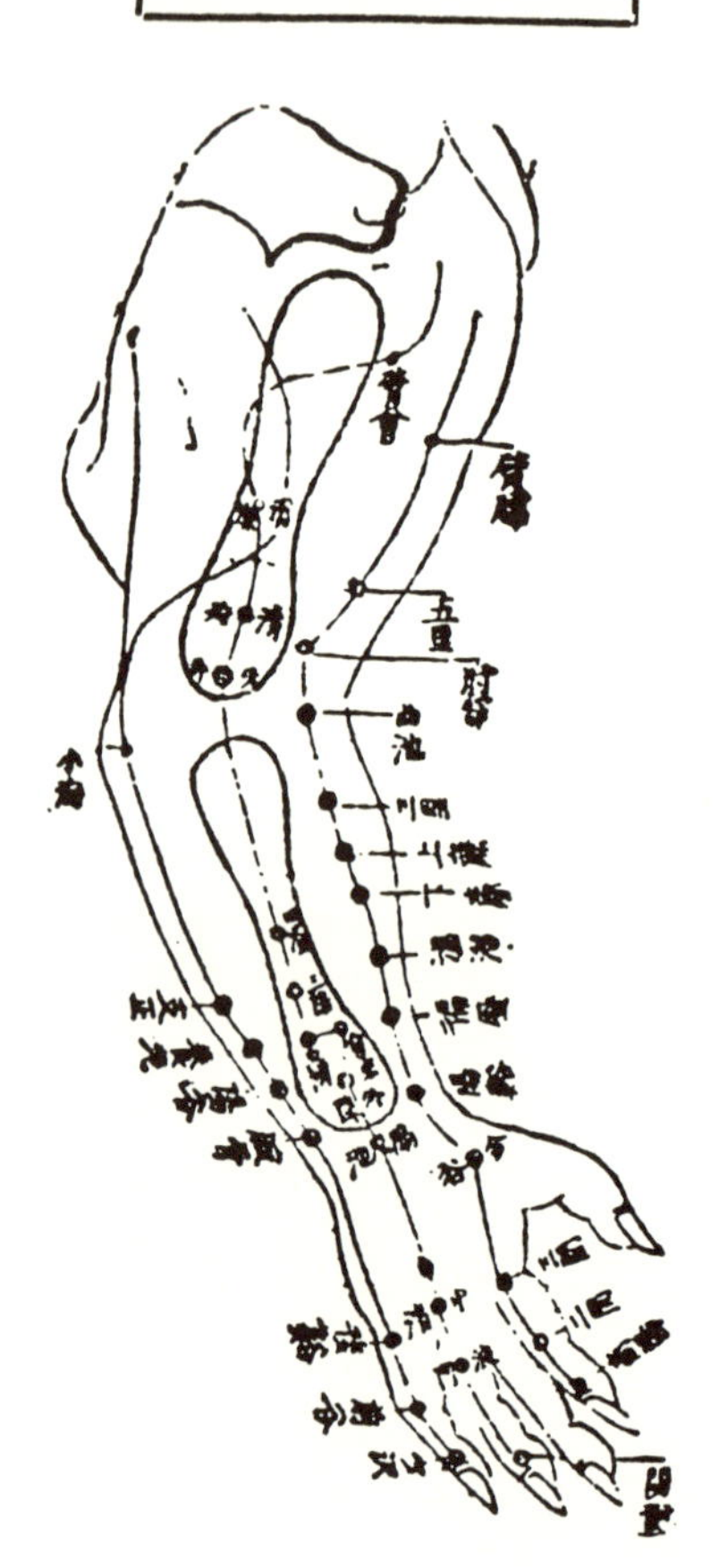

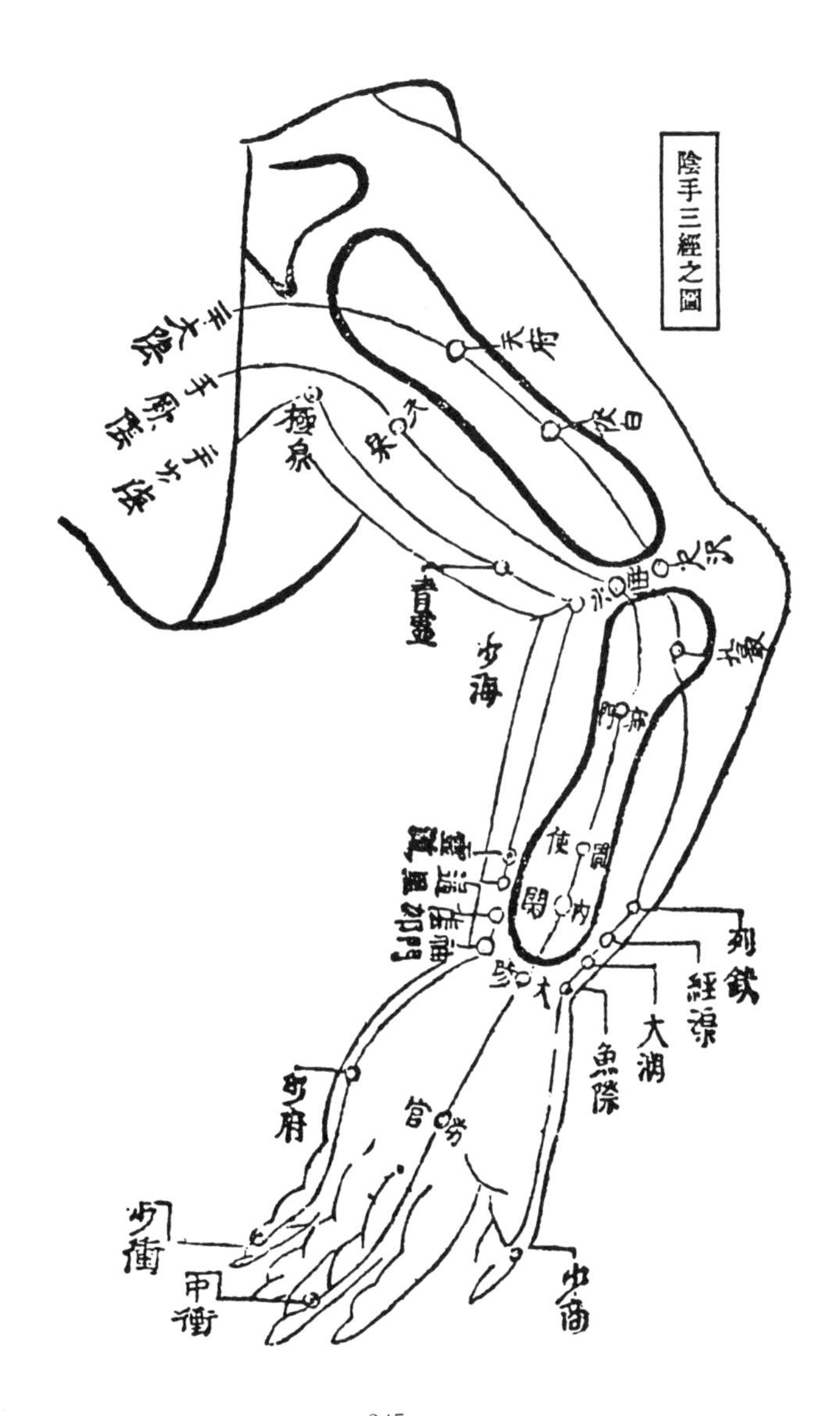
陰手三經之圖
手太陰
手厥陰
手少陰
極泉
青靈
少海
列缺
經渠
大淵
魚際
少府
少衝
中衝
少商

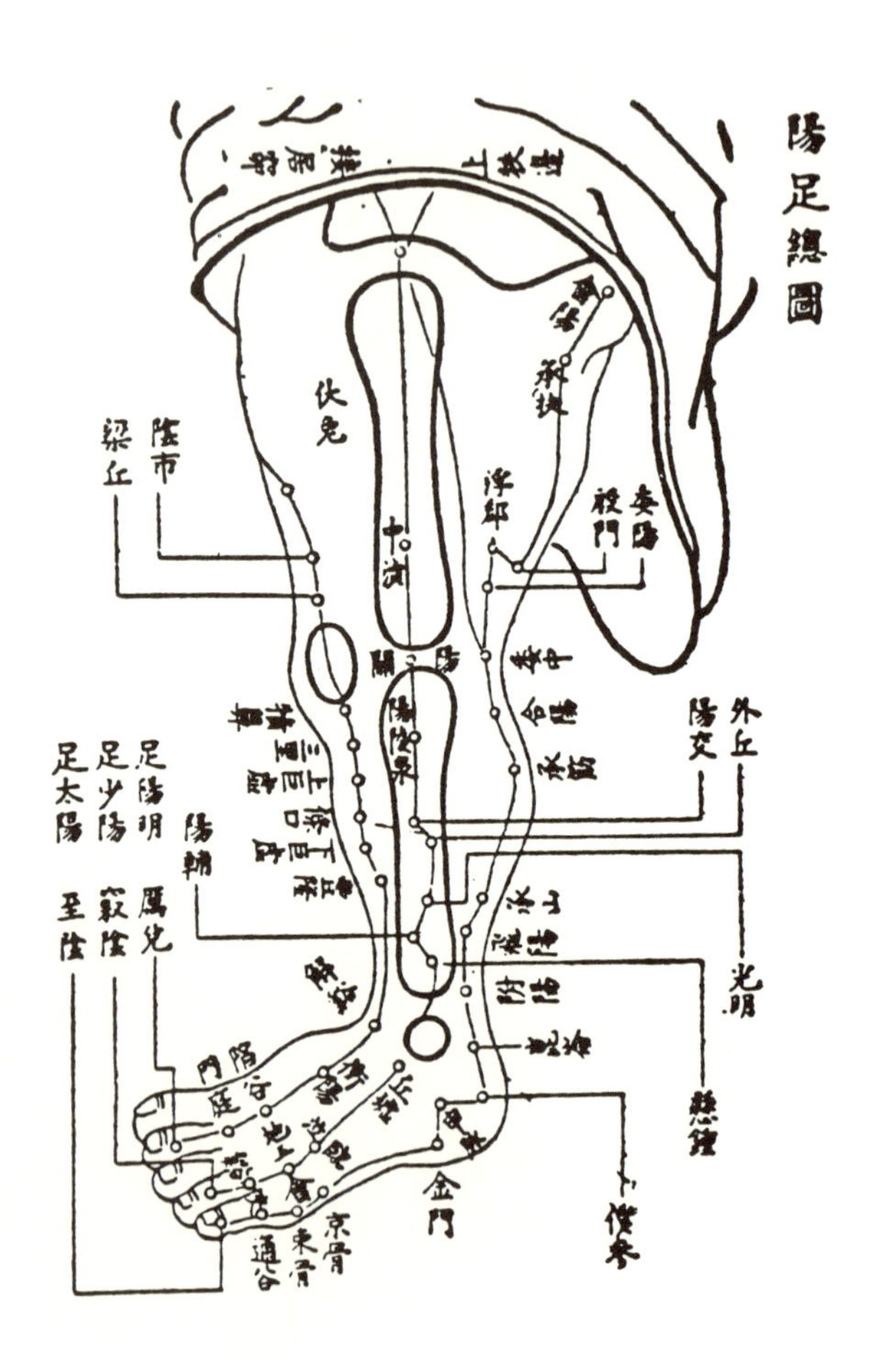
陽足總圖

陰足三經之圖

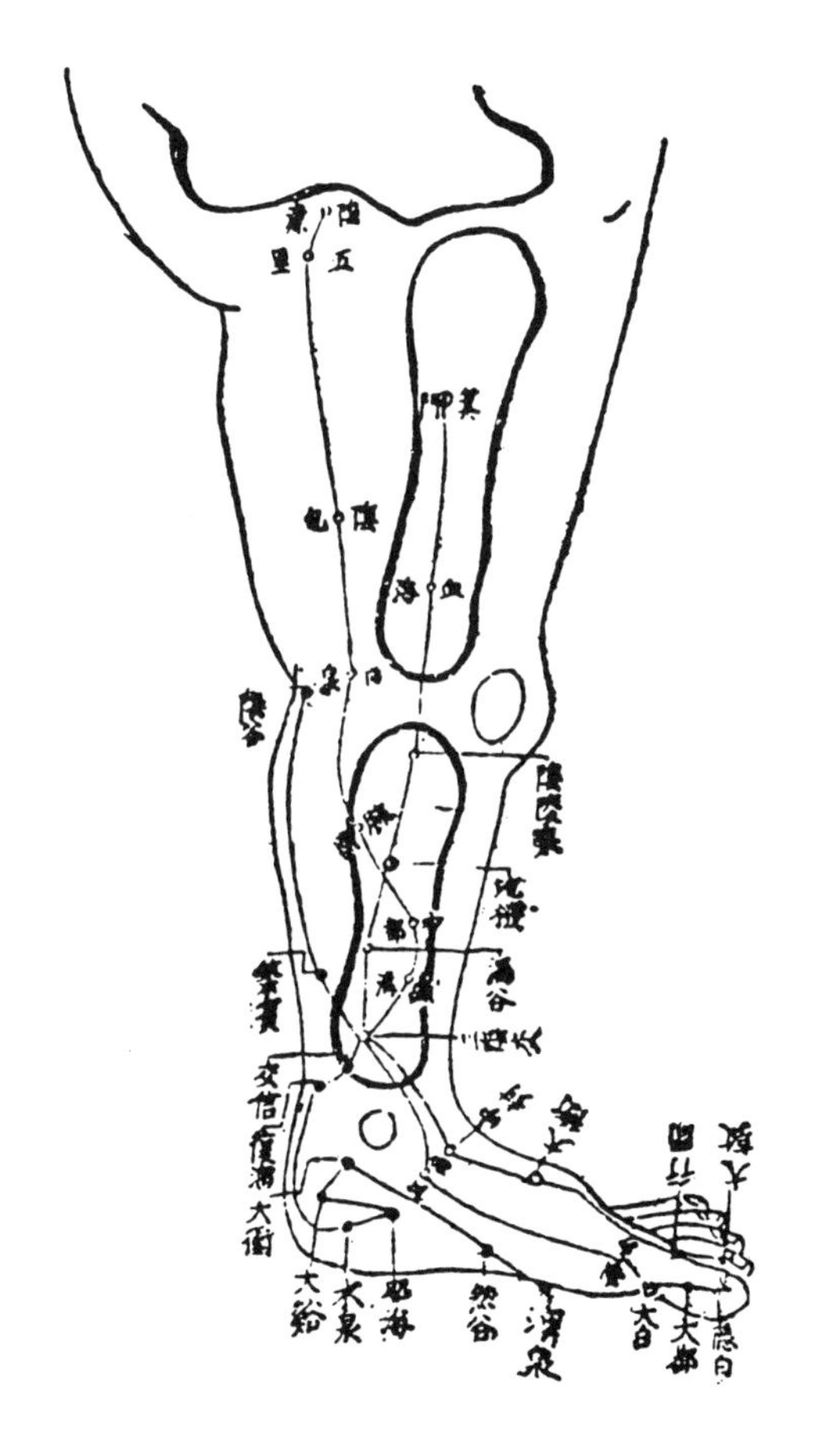

背部總圖

大椎 陶道 身柱 神道 靈臺 至陽 筋縮 中樞 脊中 懸樞 命門 陽關 腰兪 長強

一 二 三 四 五 六 七 八 九 十 十一 十二 十三 十四 十五 十六 十七 十八 十九 二十 廿一

上髎 次髎 中髎 下髎 會陽

大杼 風門 肺兪 厥陰兪 心兪 膈兪 肝兪 膽兪 脾兪 胃兪 三焦兪 腎兪 大腸兪 小腸兪 膀胱兪 中膂兪 白環兪

附分 魄戶 膏肓兪 神堂 譩譆 膈關 魂門 陽綱 意舍 胃倉 肓門 志室 胞肓 秩邊

居髎

第二部　原　本（影写本）

河賢治者為余云我聞之極
老連長之治病而清術篇尉
輸取猪而滷恒存焉也余讀
梅花者而可居焉篇和孫從
以至各物論 總之無乃云

以防爭鐵也後退木太仲負笈詢業於余觀其所為鐵劃之間隱見奇致因叩其所倚乃探其囊中取一小冊視之則使東鐵家畫也讀之

取病之法，撮其樞要，術畫去淺深，區病證，藥繁數，至乎運手之妙，氣息之應，悉不遺其祕，蘊其至當而易見，約而易行。經云：知其要者，一

言而孫為能実強焉安孫抜

精巧之精去那箱之於鐵

鄉河生之去果不誣也梅花方

之不言及焉瞭然冰釋焉然此

盡畢備之久錯置焉不孫屈不

一、太仲隨意西之，事茂其餘緒，
指之技，雲霧觀書者也。何其
暢情哉。令路上來而與同好者
之耶？西於余盡其畧，以歸之，
太仲名元貞，陸奧人也。河賢治

信濃人翁之所藏之裔也

安永戊戌春

台州源元凱後

自序

斯一巻ハ昔慶長年間甲斐ノ國ノ良醫長田徳本ト云人（梅花無盡藏作者也）朝鮮國ノ醫官金徳邦ト云人ヨリ授リシ術ナリ其後田中知新ニサツケテヨリ傳來リテ其家々ニ秘シテ傳ルニ口受ヲ以テシ或ハ其門ニ入ルトイヘトモ切紙ヲ以テ授テ全備スル人稀ナリ吾京師遊學ノ頃術ヲ大坂ノ原泰庵先生ニ學ヒテ两端ヲ叩ク其後毎々試ニ寔ニ死ヲ活スヿシハ〳〵也予思

ヿニ金モ山ニ藏シ珠モ淵ニ沈メ置ハ何ノ益カアラン矧ヤ医術ハ天下ノ民命ニカヽルモノナリ是ヲ家ニ朽サンヿ醫ヲ業トスル者ノ道ニ非スト此故ニ傳受口訣ノ條々一事モ遺サス書アラハシテ世ニ公ニスル者ナリ能此書ニ心ヲロソメ簡ニシテ得ル處大ナルヘシ世ノ術ニ志ス人々此法ヲ以テ弘ク世ニ施サハ予カ本懐ナリ

陸奥福島　木邨太仲元貞書

鍼治大意

竊ニ惟ヿニ針ハ急ヲ弛メ鬱ヲ散シ實ヲ瀉シ血滞ヲ通シ湯液ニ交施シテイヨイヨ其効ヲ奏スル者ナリ然レ𪜈未熟ニシテ施サハ人ヲ傷ルヿ藥ヨリモ亦甚シ又針ニテ血ヲ取ヿアリ甚速効アルヿナリ然レ𪜈近世ノ民俗身ヨリ血ヲ出ヿヲ忌テ恐ルヽモノアリ貴人ハイヨイヨ忌憚ルナリ夫レ人ハ血ト氣トノ有余不足ニヨリテ病ヲナスヿヲ辨ヌカ故ナリ血實血滞ノ病ヲナスモノ其血ヲ取リ捨テ平身ニスル

ヿ何カヲソルヽニ足ンヤ醫モ亦コレヲスヘシキヿトシテ俗ノ迷ヲ助ル人多シ内經ヲヨク讀サル故ナラン夫

一病ニヨリテ血ヲ出スヿヲ忌ム痣モアリ氣血兩虛ノ人ト冷症ト妊娠或産後長病ノ後等也意ヲ以テ察スヘシ尤其症ヲ察シ得サル醫人ハ識者ニユツリテ人ヲ毀ヿナカレ

一鍼スヘキ症ト血ヲ取ルヘキ症ハ相似タリ灸スヘキ症ト鍼スヘキ症血ヲ取ルヘキ症トハ雲壤ノ隔ナリ其相反スルヿヲ

知ヘシ大槩虚者ニハ灸シ實ニハ鍼シ亦血ヲ取ト心得ヘシ通評虚實論ニ曰經虚絡満者灸陰即經也刺陽即絡也經満絡虚則刺陰灸陽是灸ト鍼トノ違アルヿヲ知ヘシ然ルヲ今ノ人ミタリニ鍼灸シテ病ヲマス者アリ暫ハ其ハ害シレサレモ日ヲヘテ病重リ或元氣消スルヿ醫トシテ是ヲ不辨シテ人ヲアヤマツハ甚罪ナリ能虚實ヲ考テ偖灸スヘキハ灸シ鍼スヘキハ針スヘシ必我カ子弟ニ他ノ子弟ヲ比シテ恕セシヿヲワスルヽヿナカレ

算法新書 [illegible]

木邨太仲元貞述

○先禁忌ヲ心得ヘキ事

一食後ニ刺ヘカラス

一吐シテ後中脘ト章門ヲ不可刺

一孕女ハ合谷　三陰交　石門ヲサスヘカラス

一飽食ノ上ト飢タル時ト遠(トヲク)行(アルキ)キシタル時不可刺

一汗出ルヿ甚シキ人ト惣身ノ動脉ドコモカモ甚シキ
人ハ不可刺

一大風　大雨　地震ノ時刺ヘカラス

一甚怒リタル時ト大ナル憂ニ逢タル時不可刺
右常ニ心ニ蔵(ヲサメ)テ慎テ刺ヘカラス
○鍼シテ誤(アヤマリ)ン時刺直(ナヲ)スヘキ事
一水分ノ誤ハ足ノ無名ノ穴
一章門ノ誤ハ絶骨　一血海ノ誤ハ足ノ三里
一肩ノ誤ハ　肩井曲池　一足ノ三里絶骨ノ
誤ハ肩井　一腹中ノ誤ハ絶骨
一兼山ノ誤ハ絶骨　一鍼口ヨリ血出テ止ラヌ時巨

骨ヲ可レ刺

右君シ誤則件ノ穴ニテ刺直スヘシ若セサレハ或ハ絶スルヿアリ愼ヘシ

○補瀉迎隨直亂ノ事

一其經ノ流レ上ヨリ始ルカ下ヨリ上ルカヲ能常ニ諳記シテ迎隨ノ法ヲアヤマルヘカラス

一七十八難ニ曰見テ病人ニ鍼ヲ行ハント思フ時其針スヘキ穴ヲ左ノ手ニテ少シモヽミテ氣ヲ至ラセテ刺ヘシト

此法亦守リテ行フヘシ

一鍼ヲ入ルヽヿ其病人ノ呼ニ隨テ少シ手ヲ緩ムレハ腹中ニテ針先ノ動クヤウニ覺ル氣味ノ時亦一段針ヲ按シ入ルヽ也是ヲ補ト云ナリ扨病人ノ引ク息ニ隨テ針ヲ拔クナリ

一鍼ヲ入ルヽヿ其病人ノ吸ニ隨テ入テ少シ手ヲユルメテ見レハ鍼先ノ動クヤウニ覺ル時ニ針ヲ動シフルハシテツク息ニ隨テ針ヲ拔ナリ是瀉法ナリ

一迎トハ其針先ヲ其經絡ノ流レニ向フテ刺ヲ云ナリ

一隨トハ其針先ヲ其經絡ニ順ツテ刺ヲ云ナリ

一直トハ其經絡ノ順逆ニヨラズ真直(マスグ)ニ針ヲヨロスナリ

一亂トハ捻ルヿ早クヒ子リテ扱フルハジレテ抜ナリ是大瀉法ナリ

○別傳

一水分　中脘　下脘　氣海　關元　鳩尾

右腹部六穴ニ別傳アリ雜足ノ傳ト云
先一寸刺シテ五分拔上テ五分ハ拔殘シテ夫ヨリ上
エ向テ一寸許リヒ子リ又拔殘シテ左エ向テ一寸許リヒ子
リテ亦拔殘シテ右エ向テ一寸許ヒ子リテ亦拔殘テ正直ニ
刺テ拔此ヲ雜足ト云
一頭中手足等肉ノウスキ所ハ皆針ヲ仆テ刺ヘシ
一大椎ハ針先上エ向テ刺　一承山ハ何時モ迎ニ刺ヘシ
一天突ハ針先下エ向テ刺　一委中ハ何時モ隨法ニ刺ヘシ

一鳩尾ハ下ェ作或上ェ作ヘシ　一瘂門ヲ誤シハ人ヲ瘂ニスルヿ

○不食ヲ治スル傳　食ハ人ノ天ナリ故別此條ヲ出スナリ

不食スル證ニハ先ツ陰都ニ穴次ニ下脘補法其次ニ通谷

隨又其次ニ中脘天樞ヲ刺ヘシ如此スルヿ三日ニ及テ効

ナキ則ハ火氣ヲ入ヘシ臍ノ中ニ焼塩ヲウツミテ其上ヨリ灸七壯或

十四壯スヘシ

○阿是問答ノ穴ト云事

九其病人背或腹或手足ニテモ其骨肉ヲ按テヽミテヨク

答ルト云所ヲ灸針乇ニ施スナリ或ハ腹ノ病ニ背ヨリ行ヒ
背ノ病ニ腹ヨリモ腸ヨリモ刺スヿナリ時ノ宜キニ隨
フヘシ

○中脘ハ妙穴タルヿヲ心得ヘキ事

夫中脘ハ胃ノ募榮衛ノ始末也故ニ萬病ニ用但胃虚之
人ト血色ナキ人ト凡虚人ニハ深ク刺ヿヲ忌ナリ誤ッテ
胃虚之人ヲ刺則一身之根本タル榮衛ヲ失スルナリ
君子是ヲ思ヘ

中ニモ中脘ハ一切ノ吐血翻胃嘔吐噯氣久瀉諸熱等ヲ治スル也然レモ胃虚ノ人ヲ刺テアヤマルヿ勿レ能心ヲヒソメテ胃ノ虚實ヲワカツヘシ愼メ之ヲ々々

秘傳之條々

○氣附鍼　氣つけのはり

隱白 一分　足ノ三里 五分

○日腫　ちやけんてきいきのすゝねハ即卒厥病なり
至て大切の症なり一時半時の間ニ死するなり

腹痛煩悶人事ヲカヘリミズ或肩強胸ヱ引テ痛ミ死セントスルナリ又腫物ヲ發スルコアリ又前髪際ノホトリニ腫ヲ發スル者ハ朝ニ發シテタニ死スルナリ

治方 肩井 四分 曲池 七分 尺澤 三分

此三穴ヨリ血ヲ取テヨシ但ランセツタニテハ子切テ血ヲ出スヘシ又甚重キ症ハ肩或ハ二推三推ノアタリヲ小刀或カミソリニテ一寸許切サキテ血ヲ出スヘシ如此セザレハ即死スルモノナリ

○喉痺 にはかにのんどのはれふさがる

温溜 三分 天突 一分 合谷 五分 可レ刺 鬼當 少商 各一分 血ヲ取

○癲癇　てんかん

鳩尾 五分下エフセテ 百會 三分 中脘 八分

○卒中風不知人事牙關緊急　そつちう風正たい
あくまをらひ法めさる人

人中 二三分 臨泣 二分 合谷 三分五分

○中魚毒　うをのどくまあたる

中脘 八分　梁門 一寸

○河豚毒　ふくのどくまあたる

尺澤三分 少商一分 鬼當一分以上血ヲ取

○痰厥昏昧卒倒　たんつまりて急にたふれたる

關元一寸氣海八分臨泣二分湧泉五分

○小兒驚風　こきやうふう

風門腎俞各十四壯灸スヘシ甚妙ナリ

○心腹卒痛自汗出者　むねはら急にいたみて

あせのいづるに

間使五分 神門四分 列鈌三分 甚者大敦ノ血ヲ出

スヘシ

○喘促急迫　ぜんそくゑふていきさきる人

湧泉五分勞宮二分　ニ妙あり

○轉筋脚氣　かつけきうじのはまる人ニ

兼山直五分

○中風足麻痺痿弱不レ覺ニ痛痒ヲ　中風にて足

志びれちゑたる人

風市ノ外ニ二寸亦上ニ二寸ノ処　足ノ三里ノ外

二寸ノ處
○慢驚風搐搦反張熱少者　まんきやうふう
そりかへりたる小児
中脘　五分委中三分　泉生足二分
○省目　目くれてさより目もえぬもの
少商　血ヲ出ス但ランセツタ三ヲ八子切テヨシ
○疔　面の内手足ちせうの出ものの
大事ノ痣ナリ手足或鼻ノ下ニ小ク出テ初カユクサテイタミ

テ一日ノ中ニモ死スルモノアリ急ナルモノナリ

頸項ヨリ上ミ及手ハ先其發スル所ニ針シテ血ヲトリ列缺ノ上ミ三寸陷中ニ灸三五壮妙ナリ

○金瘡氣附鍼　刀きずにて逆上し人のきつけ

勞宮 二分或一寸　百會 二分　關衝 二分

○金瘡瘀血逆上攻心狂氣者　こうきちがひ

悪血せめのぼり氣のちがふ人

百會 二分　足三里 五分　合谷 三分或五分

○陰丸打撲絶氣者　こうん玉をうちて氣を失ふく
必ス陰囊ニ赤筋アルナリ其集リタル根ニ唐茴香ヲ
粉ニシテツワニテ堅メ敷テ其上ニ灸三五壯　關元七壯
○小便閉悶絶者　小便たまりの人
先塩一二升湯ニ煎シテ太ダライニ入テ腰湯ヲサセテサ
テ蒲團ニ寐サセテ四滿ノ穴但臍下二寸ノ傍五分ノ処
ナリ鍼先ヲ両方ヨリ内ニテ　穴穴　如此ニナルヤウニ刺
ヘシ但深ク刺テヨシ其後委陽尻ノヨコ文ヨリ六寸下ナリ一五分

可刺 若孕婦ハ委陽ノ穴ハカリ刺ヘシ

○呑酸刺心 むねのかく人

泉生足ニ分 足ノ中指ノ両フシノ正中若甚則灸スヘシ

○悪疽瘡血熱甚者 あしきかさにはうは血をとるへきなり

其小児ノ中指ノ中ノ折一折ヲ取夫ヲ三折分委中ノ横文ニアテ、盡ル所ヲランセツタニテハ子切テ血ヲ取ヘシ

但疽瘡コ、カシコニ出ル時分ニ行フテヨシ遅ケレハ

益ナシ

○登テ高ニ落絶氣者　高き所より落て気を失ふ

膁泉五分勞宮八分 但此時許八分刺ヘシ常ニハ深ク
刺ヘカラス

○休息痢　よりひやう

氣海八分 天樞五分 甚者灸スヘシ

○胸痛口噤者　むねいたみてとりつめる人

太陵八分神門三分 期門四分各刺ヘシ

○鵝掌風　うらむしろそてのひらわれ皮のむけさけるとなるヿ

間使　灸七壯

○腹痛　はらのいたミ

建里　八分　三陰交　大衝　三分　大白　大淵　二分　大陵　八分　又阿是問答ノ法ヲ用ヘシ

○又方　はらのいたミ

臍上痛者中脘　八分　豊隆　五分　臍下ハ三陰交三

分陰陵泉 五分

○食傷　しよくしやう

中脘天樞 八分 梁門一寸 公孫 四分 欲吐中脘

八分

○積聚　しやくじゆ

章門期門 六分 關元一寸或二寸

○又方　しやくつかへ

天樞　中脘一寸　凡積ノ正中ヲ刺ヘカラス其動

スル物ヲ除テ其傍ヲ刺ヘシ
○胃脘痛　むねよりそのとりていたむ人
肝兪三分　脾兪三分　足三里五分
○心下痞悶不食　むねの下つかえてふさがりくるしき人
湧泉五分　大白三分　大陵八分　神門三分
○胸痛　むねのいたみ
中脘　巨闕八分　章門六分　但シ吐法ヲ以テ

痰ヲ吐スヘシ

○飜胃　食物をはくやまひ

下脘 八分 足三里 五分 胃兪 三分 膈兪 三分

○腹脹硬或小腹堅　ふくれかたく熱してはる

はりたる人

中脘 八分 三陰交 大谿 三分 脾兪 三分

○背痛　せのいたミ

委中 五分 承山 七分 崑崙 三分五分

○肩痛　かたのいたミ

肩髃 手ヲアゲテクホム所 曲池 各一寸 合谷 三分五分

○臂痛　ひぢのいたミ

肩髃 一寸 手ノ三里 五分

○腕痛　うでのいたミ

陽池 三分 手ノ甲ノ横文ノクボミ 腕骨 三分 手ノ外クロブシノ骨ノキワ

手ノ三里 五分

○頸項攣痛　くびすじひきつりいたミ

風池 三分 風府 三分

○痢病　赤きも白きもしぶりはら

中脘 八分 天樞 五分 関元 一寸 又以焼塩塡臍中

灸二三百壮

○又極効ノ方

中脘 一寸 天樞 一寸五分 腰眼 五分 痞根 一寸二分

○泄瀉

石門 五分 四満 四分 中脘 八分 天樞 五分

○裏急後重　しぶりはらにても通ぜぬ人

氣海八分臍下一寸五分ノ所　関元臍下三寸ノ所一寸

○嘔逆　からゑづき

内関五分關元一寸

○頭痛　づつう

百會　通天二分印堂三分針ヲ下エフセテ刺ヘシ風池三分風府三分足ノ三里五分

○腰痛　こしのいたみ

委中 五分 膀胱俞 三分 背十九推開二寸

○咳嗽 せきしはぶき

前谷 一分 曲澤 三分 云月膏 五分

○咳血 せきに血のまじる人

風門 三分 尺澤 三分 足ノ三里 五分

○吐血 血をはく人

神門 三分 中脘 一寸 関元 一寸三分 三里 五分

○衄血 はなぢ血いつる人

瘂門四分尺澤三分足三里五分合谷三分五分

○下血　血のくだる人

石門五分天樞八分百會二分委中五分三陰交

隱白三分

○口舌生瘡　口中又したにかさのてる人

勞宮二分合谷三五分甚則血ヲ取テ甚妙ナリ

○黄疸　わうたん

中脘八分梁門一寸

○腰痛　せんきのこしのいたミ

委中五分膀胱三分又八窌ノ穴ヲ灸スヘシ

○瘧疾　きやく　おこりなり　ころハやミたと云

章門六分京門一寸若シ二日ニ一發ノ人ニハ

加ニ後谿一分申脉三分三里五分也

○截瘧　おこりをきるにさすへき妙術

隱白一分少商一分章門七分大椎正中五分

各平ヨアケ且ニ刺スベシ

○眩暈　めまひ

上星　風池　天柱三分足三里五分

○淋病　りんびやう

膀胱三分関元一寸腎俞三分小腸俞三分

○遺精　ゐせいもる人

十四椎背骨ヲ去ルコト三行通リヲ灸スルコト二七

壯或三七壯

○脚氣　かつけ

風池三分風市陰市四分三里五分絶骨
陽陵各六分

○水腫　しゆき　しれやまひ

臍ノ傍四穴。〈。〉。同身寸二寸二分ツヽ臍ヲ去テ四穴ナリ可刺或灸スヘシ
関元一寸三陰交三分但シ腫ノ多少ニ依テ刺ニ浅深アリ

○水腫遍身満者　水しゆ[illegible][illegible]しれる人

天樞五分　梁門一寸　関元一寸五分

○眼目　めのやまひ

凡眼或腫テ胞赤ク痛亦赤肉眼中ニ出テ目ヤニ多爛ル等ノ症ハ血ヲトヽリハリシテヨシ其外ハ血ヲ取ルコトナカレ

眼中血多痛或爛(タヾルヽ)眩者　目の内血の多き人又たゞれ目

百會　瞳子窌二分　上星四分後ヘフセテ　臨泣二分　合谷三五分

陰丸腫便毒下疳玉莖腫　よこね　かんそう　くさのそれそうこ

横骨一寸臍下四寸ノ傍相去ルコト一寸五分ツヽノ處

○百蒼　かほのさのてもれ
労宮二分或少血ヲトルヘシ
○溺死　おふおほれたる人
先醋ヲ口中ヘ入テ置鳩尾深ク刺テ水ヲ吐サスレハ生ル
ナリ常ニハ鳩尾ヲ深刺コトナカレ鍼ヲ仆テスヘシ
○難産　なんさんなめなり必死すへし
關元臍下三寸　●●●　如此深二寸或三寸人ノ肥コヘヤセニヨリ
テ可刺必ウムナリ

○又方　是を陽龍の傳といふ人をほくある
しびくあり必ずふるべし

十四椎開二行通リ二穴十五推開同二穴　可刺妙也

○阿蘭陀人口授秘薬　至妙剤なりまこ
とに日本の寶とおもふなり

サフラン五分細末　肉桂一戔　右二味細末別ニ白
ユリノ花ヲ二匁如常煎シテカスヲ去右ノ細末ヲ
カキ立茶碗八分目用ヘシ即時ニウムナリ

治例

死胎ヲ下シ難産ヲ下シ胞衣ヲ下ス

○産後血暈氣附　さんこのねむりしたる時

湧泉五分中衝二分勞宮二分三分

○又方血暈及因二瘀血一狂氣者　おけつの症

氣のちかふ人

合谷四分三里五分百會二分後ニ仆テ三陰交三分

○産後悪露不レ下胸腹痛妨悶者　おけ

川よくありうをてむをちうつてやむ人

関元 一寸或一寸五分 三陰交 三分

○臍下結塊如ニ伏杯一者　ほその下のかる

まりのまあしるるすこぶしを入るうつく

間使 五分或灸 大谿 灸三壮ハリ三分 三陰交 三分

灸三壮

○婦人腰痛甚小便澁者　女こしいた

ミて小べんしぶる人

胞肓 背十九椎開三寸ノ処鍼五分或灸五十壮

○經閉作塊者　月やくとゞこほりてかたまりとなる人

関元 一寸若久不愈者灸三十壮一ケ年三度

○霍乱嘔吐者　くわくらんもしくはあはくかくゝゑづきある人

支溝 五分

○霍乱吐瀉者　くわくらんもしくははきたり下した

りする人

支溝五分尺澤三分三里五分大白三分

○乾霍亂無二吐瀉一而唯悶絶者　かく

らん吐こと瀉もなくもんせつする人

委中五分刺テ早ク血ヲ出スヘシ

加鍼臍上痛者加二三里一五分臍下ハ加二陰陵泉一五分俠

臍痛者加二上廉一三分引腰痛ハ加二大白一三分心

腹脹満ハ加二内庭絶骨一各三分轉筋ニハ加二至

陰一分

○霍亂以取吐為先　くわくらんハあやくちよき
てよき幸

湯ト水ト等分ニシテ温キ塩湯ニシテ捥モミワンモ用
吐シテヨシ是上策ナリ其後症ニ随テ可薬治也

○陰煩者一日離魂病ト　何とすくりしくて死せん
とまる人

大椎　正中　五分ハリサキ上ヘ向テ

○縊死者　くびをくゝりて死する人

先ソロソロト抱キヲロシテ介抱人三四人ニテ抱テ能床ニ臥サセテ後陽陵泉ヲ刺瀉法其次ニ間使陽池ヲ刺

○盗汗　ねあせかく人

腰ヨリ上汗アル者ハ陰都間使腰ヨリ下汗アル者関元天枢各一寸

○筋急　あしの筋引つる人

陽陵泉六分　三陰交三分公孫五分崑崙三分膝下痛ー公

孫三分 崑崙三分 膝上痛　陽陵泉六分 三陰交四分

○諸病欲取吐則可刺事　　諸病吐せたくおもふ時

中脘一寸 大祖ハリ先上ヘ向テ三分 陽谷一分 若不効則三里足 鳩尾

○嘔吐　　かうゑづき或ハ物をはく人

鳩尾針ヲ下ヘフセテ 関元一寸 三里五分 不効ハ下脘胃俞ヲ刺ヘシ 又不効ハ中脘ヲ刺ナリ

○痰厥欲絶痰胸膈ニ塞リ昏迷者　たんのぼりて死なんとする人

中府　五六分甚者一寸半但シ能其俞ヲ採テヨシ禁穴ノ故也

○大便閉　だいべんつまりて久しくせぬ人

関元寸二　痞根一寸二分

○遺尿　ねせうべん又ひるまでもりゝする人

先診ニ其腹ヲ腹偏ニメ不ル平モノナリ其高キ方ノ天樞梁門陰都ヲ刺ヘシ両方モニ平ナラハ中極ノ穴ヲ灸

七壯君不治モノハ復灸之　又氣海八分大敦三分灸針トモニヨシ

○早瘡　ちやうさとて大せつの病なり

手足或頭面胸背ニ發シテ煩悶シ腹張リ其熱火ノ如ク痛不可忍毒氣入裏則小腹陰丸脹リ又黒色面上ニ生スル者ハ死ス早ク横ニ切サキテ血ヲトルヘシ

○子癇　母のちうの内にて子を損して気を失ふなり

巨闕六分 合谷四分補法 三陰交瀉法四分

○陰臭 女のまへのくさきにほひくさきてよし

大敦二分 大陵八分 中衝二分 行間三分

○内下疳莖中痛ウミ出ルするりあんびやう

とハちりしつなり

石門五分 關元一寸 氣海八分 曲骨六分 大敦二分 血ヲ

出ス僕参灸三壯

○癩病 さんびやう かつたいともいふ

人中二三分　肩井四分　尺澤各三分　三陵針ヲ以テ血ヲトル
又加委中或面部手足ニフレダチタル所ハ皆刺テ血
ヲトルナリ
○積聚腹張テ如石坐臥不安二便澁リ上氣
遍身腫　しやくじゆありて石のごとく小便
つかへしぶりもれる人
復溜三分　三里五分　陰陵泉五分　上脘八分　羕滿三分
○中寒身無熱吐瀉腹痛厥冷如過肘者

あしくさ毒よありてひへありて味得も
らいてむ人
咽不渇　陰交　氣海各灸スヘシ引衣以身可温之
○中暑口渇或吐瀉　暑氣にありて口かわき
はきくだしする人
内関五分　三里五分　大白三分　魚際一分
○中暑卒倒角弓反張手足搐搦　あつさにあた
りてそりかへりしゞる人

風池三分 百會二分 長強九一推下之三分 崑崙三分 三里五分

○崩血 ふりうす血がくだりて死んとする人

大衝三分 氣海八分 三陰交四分 中極六分 大敦二分

○瘀血心腹痛不可忍者 ふる血まてむる

ちうりてむ人

委中 血ヲ取 阿是 但正中ヲ不刺塊ノ際ヲ可刺

○小児舌瘡 子とものしたまかさ出る時

手小指ノ表爪ノキワヨリ血ヲトルヘシ

○小児夜啼　小児のよなきに

中関 二分三分 其児ノ小大ヲハカリテ刺ヘシ又灸スヘシ

○急驚風　きうきやう風目を引付けるに

中脘 八分 印堂 二分 仆テ 幽門 一寸 章門 六分

○死胎　必脉沈而小腹冷也　ちんさん死胎とゝまるに

合谷 三分 三陰交 五分 足ノ小ユビノトカリ灸ハリモニヨシ

○乳腫痛　ちゝのはれたる人

臨泣二分 三里五分 神門三分 三陰交四分

○吐乳不止　小児ちゝをはく時

中脘五六分

○中濕腰背拘急脚重疼痛　しつにあたり

てうしせるゝあし引つりいたむ

風池三分 中脘八分 絶骨六分 風市四分

○注夏病　なつのちびゆうわち　春末夏初

頭眩眼花腿酸脚軟五心煩熱口苦口乾無

レ力好ヿ眠リ食少ク胸膈不レ利

膏肓三分　肺俞三分　患門三分

○咽喉塞リ三日水穀不通　こゝひニ三百茶水

ともに通らぬ人

鬼當一分　少商　各血ヲトル

○赤白帯下妙灸　赤き血白き血の妙灸

患人ヲ竹馬ニ乗セ督脉ヲ上ル一五寸ノ所ニ一点又其

間一寸五分ニ…如是取テ亦其下ニ…如此ニ取リ都テ六

穴ナリ体虚之人ハ七壯ツヽ体實之人ハ十一壯或ハ十四壯

○痢病脱肛五痔下血　しりちろでぢまく
てのぢちしりぢ

十二推ノ下灸　甚妙ナリ

○瘡腫癰瘡諸瘡之事

何ノ處ニ發スルヿヲ問ハス凡痒ミアル瘡腫ハ皆ランセツタ
ヲ以テ刺テ血ヲ出スヿ三五度ニ及テ治スルナリ或ハ三
稜鍼ヲ以テ血ヲトリテヨシ尤スヿクサノルイハ瘡ノ中或ハ

血リヲ乱ニ淺ク刺テ血ヲ出スニシクヿナシ但シカユミ有ルノミニカキラズ痛ム瘡モ刺テヨシ又打身ノ悪血ノヨリタル所モサシテヨシ又ウテノ痛ハ尺澤ヲ刺テ血ヲ出シテヨシ或股其外脚部ノ痛ハ委中ヲ刺テ血ヲトルヘシ

○兪穴解

尺澤 肘ノ内ノヨコ文ノ中ナリ圖アリ

少商 手ノ大指ノ内角ヲ去ルヿ一分

中府 天突ノ下二寸ノ両六寸ノ処

二間 圖アリ

三間 圖アリ

商陽 圖アリ

合谷 圖アリ

手三里 曲池ノ下二寸

曲池 手ヲ折テ肘ノヨコ文ノハシ

肩髃 肩ノツケ根手ヲ上レハクホム所ナリ

神門 掌後ノ際中指ト無名指ノ間ノ通リナリ

少衝 手ノ小指ノ内ノ角爪キワサルヿ一分

前谷 圖ニミヘタリ

後谿 圖アリ

陽谷 圖アリ

腕骨 圖アリ

曲澤 圖ニミヘタリ

間使 掌後三寸両筋ノ間陥中

内関 掌後二寸両筋ノ間

勞宮 圖ニアリ　　中衝 手ノ中指外爪角去一分
關衝 手無名指外爪角一分　　關元 丹田ト云臍下三寸
中極 臍下四寸　　會陰 両陰ノ間ニ
曲骨 横骨ノ上毛際ノ陥中有ニ動脉
大杼 一推下両一寸五分　　風門 二ノ下 肺俞三
厥陰四 心俞五 膈俞七 肝俞九 胆俞十 脾俞十一
胃俞十二 三焦俞十三 腎俞十四 大腸俞十六
小腸俞十八 膀光俞十九 委陽 膕下大ヨコ紋ヨリ

六寸下之

鬼當 手大指ヲ屈内ノ紋ノ端

鼻準 鼻柱ノ曲骨ノ下キワ

大祖 大椎ノ上ノ小椎）

鬼眼 圖アリ

水目 陰市ノ前一寸

大陽 紫脉目尻一分許

僕参 足ノ外クルフシノ下際

印堂 両眉ノ间ノ正中

魚尾 目尻ノ尽ル処

膝髕 膝皿大骨ノ下キワ

秘根 章門ノ外ノ糸ミナリ

鬼哭 手ノ表ノ如シ

氣海 十五椎下開一寸五分

申脉 足外クロフシノ下五分

崑崙 足外クロフシウシロノ下キワ

承山　地ヲ去ヿ一尺ノ処

胞肓　十九推ノ間三寸

人中　鼻柱ノ下二分

ヿ五分

百會　圖ニアリ

風府　後ノハヱギハヲ入ヿ一寸

瘂門　後ノハヱキワヲ入ヿ五寸

廉泉　ヲトカイノ下結喉ノ上

委中　ヒカヽミノ中央

素窌　鼻柱ノ上ノ端

神庭　頭ノ中行前ノハヱキワヲ入

上星　前ノハヱキワヲ入ヿ一寸

前頂　上星ノ後二寸

強間　百會ノ後三寸

承漿　唇ノ下ノクボミ

天突　咽喉ノ骨ノカケメ

膻中 両乳ノ正中
中庭 膻中ノ下一寸六分
陰交 臍ノ下一寸
鳩尾 ムナサキ岐骨下五分
石門 臍下二寸
氣海 臍下一寸五分
期門 巨闕ノ傍四寸五分
侠谿 足ノ小指ト茉指ノ间岐
骨ノ先ノクボミノ中
臨泣 侠谿ノ前一寸五分
丘墟 臨泣ノ前三寸
懸鐘 足ノ外クルブシ上三寸動脉中
陽輔 足外踝ノ上四寸即絶骨ナリ
陽陵泉 足膝ヲ折テ外ノ折
目ニ卯ヲシレズ夫ヨリ一寸下ニ
五枢 臍下五寸ノ間三寸五分

帯脉 章門下一寸八分　京門 臍ノ上五寸ノ開九寸五分

肩井 深刺コトナカレ氣ヲ失フ若誤則三里ヲサスヘシ

風池 耳ノ陰ノ陥ミヲレテコタユル所　瞳子窌 目ジリヲ去ト五分

湧泉 足ノヒラ然谷ニ并フ圖ニアリ　然谷 足ノヒラ圖ニアリ

大谿 足内クルフシノ下大骨ノ下ノクボミ動脉ノ中

四満 臍ノ下二寸ノ開五分　陰谷 曲泉ト委中ノ正中之

陰都 中脘ノ旁五分　幽門 巨闕ノ開五分

中柱 四満ノ上一寸即臍ノ旁五分ノ下一寸ノ處

至陰 足ノ小ユビノ外爪角ヲ去ヿ一分

束骨 足ノ小ユビノ外本フシノ後際

京骨 束骨ニナラフ

外關 圖ニアリ

陽池 手背横文ノ内ノクボミ小ユビト薬ユビトノ間本フシノへこ

支溝 圖ニアリ

隠白 足大ユビノ内ノ爪ノ角一分

大都 隠白ノ後

大白 大都ノ後

公孫 足大ユビノ本フシノ前一寸

三陰交 圖ニアリ

乳中

乳根

頰車 耳タブヨリ五分下　兼満 上脘ヲ二寸開キ之
天樞 ホゾノ正中ヨリ乙二寸開　氣衝 天樞ノ下八寸則歸来ノ
下一寸　陰市 ヒサノ前三寸両ヒサヲ合
テトルナリ　豊隆 足ノ外踝ノ上八寸
解谿 圖ニアリ　衝陽 即趺陽ナリ
内庭 足次指ト中指ノ間本フシノ先ノ陥ミノ中
大敦 足ノ大ユビノ外爪角ヲ去ヿ一分
行間 足ノ大ユビノ本フシノ前動脉ノアル所ナリ

太衝　足ノ大ユビ本フシノ後動脉ノ中

曲泉　膝内輔骨ノ下陷中横文ノ頭ナリ

章門　ホソノ上二寸ノ開九寸五分

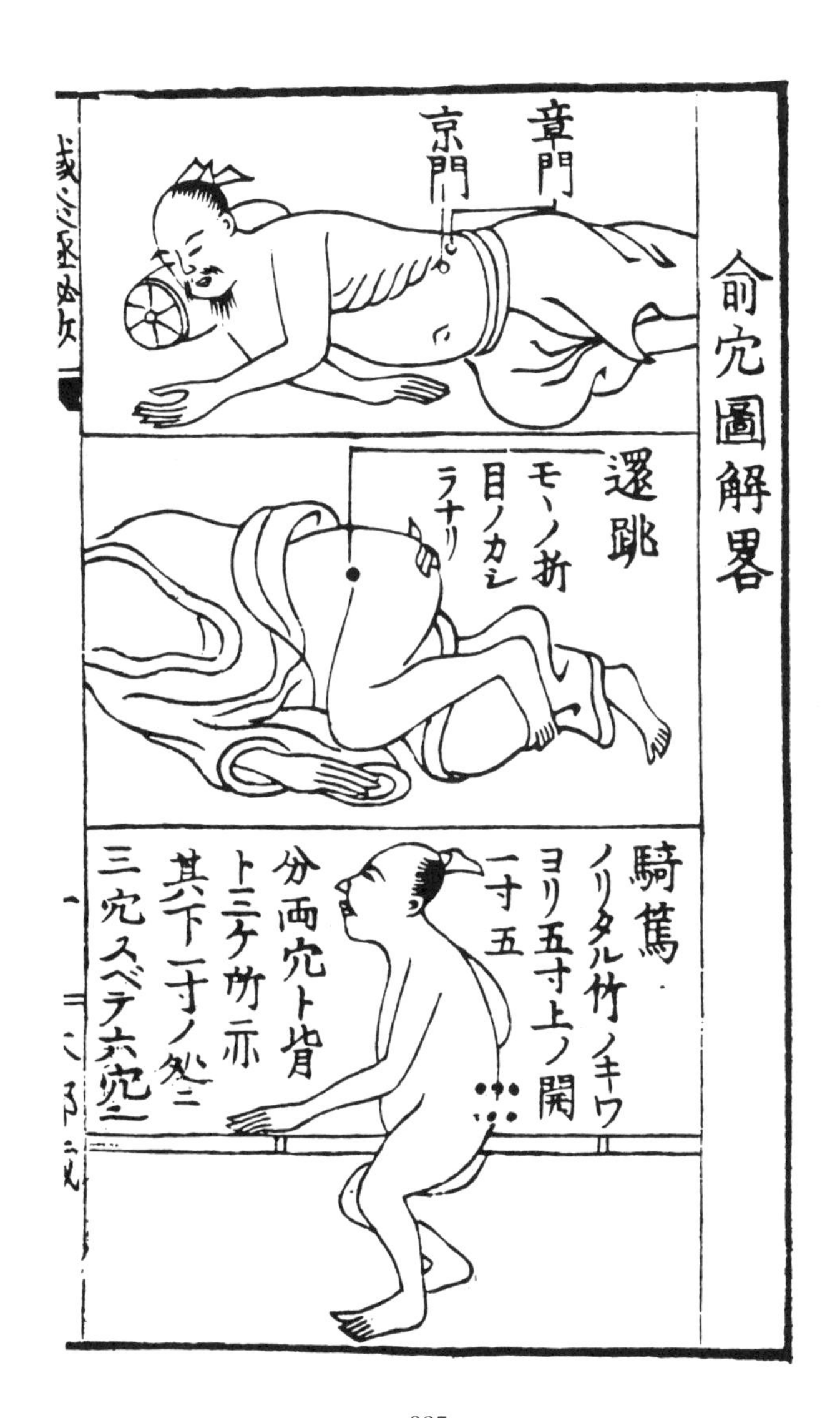
兪穴圖解畧
章門
京門
還跳
モヽノ折目ノカシラナリ
騎篤
ノリタル竹ノキワヨリ五寸上ノ開一寸五
分両穴ト背トニケ所示
其下一寸ノ処ニ
三穴スベテ六穴ニ

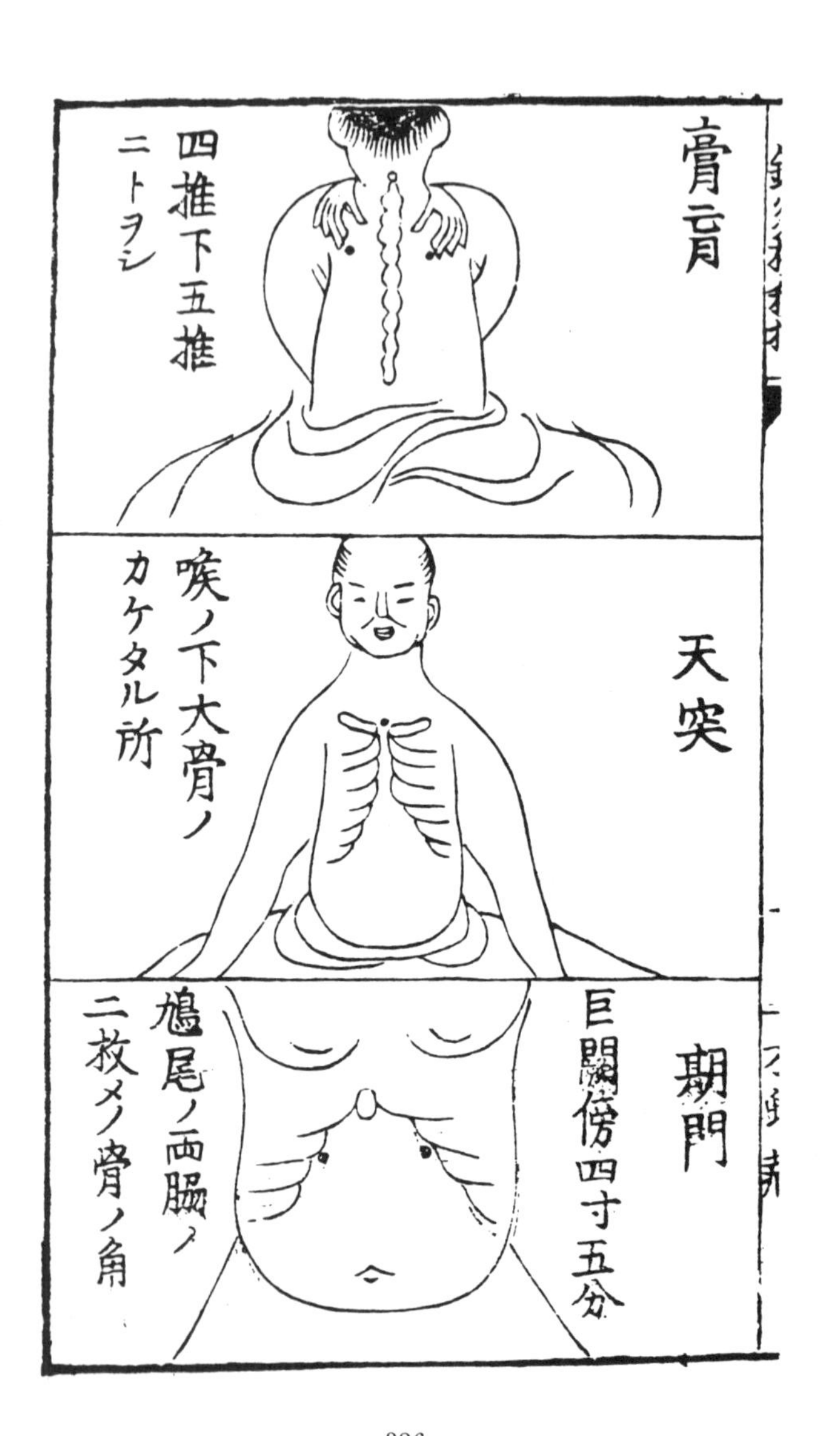
膏肓
四推下五推
ニトヲシ
天突
喉ノ下大骨ノ
カケタル所
期門
巨闕傍四寸五分
鳩尾ノ両脇ノ
二救メノ骨ノ角

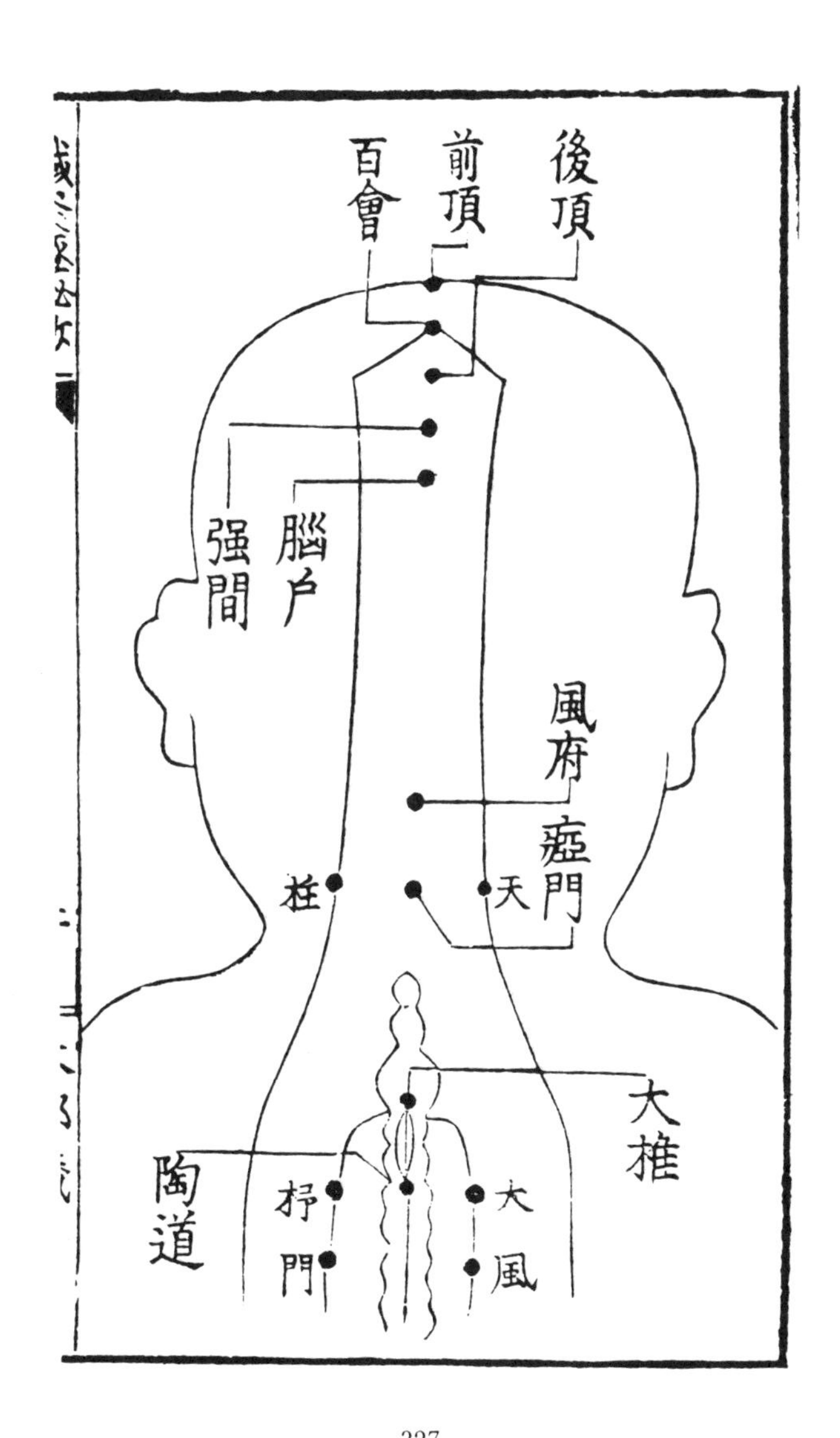
後頂
前頂
百會
強間
腦戶
風府
瘂門
柱
天
大椎
陶道
杼
門
大
風

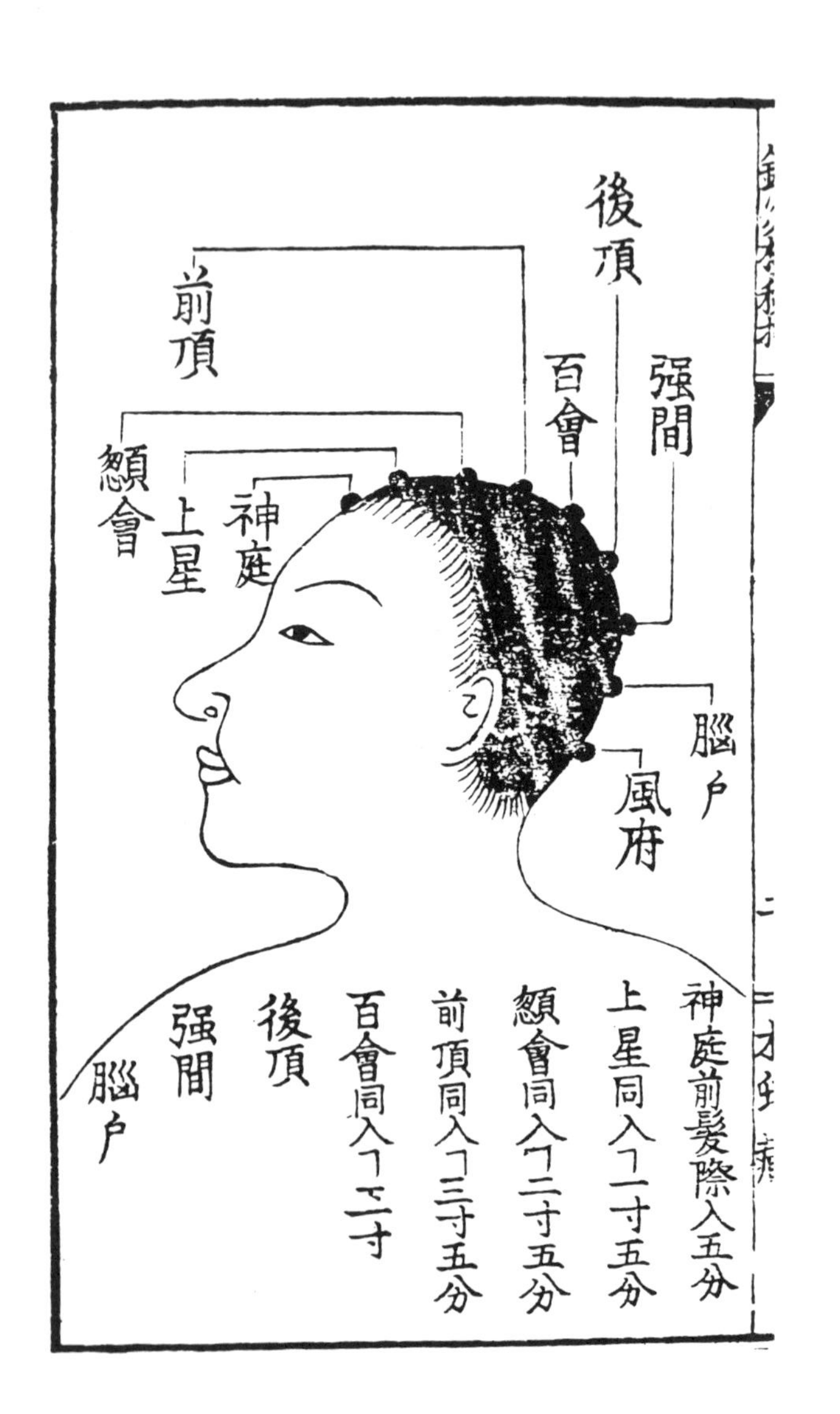
後頂
前頂
百會
强間
顖會
上星
神庭
腦戶
風府
神庭前髮際入五分
上星同入了一寸五分
顖會同入了二寸五分
前頂同入了三寸五分
百會同入了七一寸
後頂
强間
腦戶

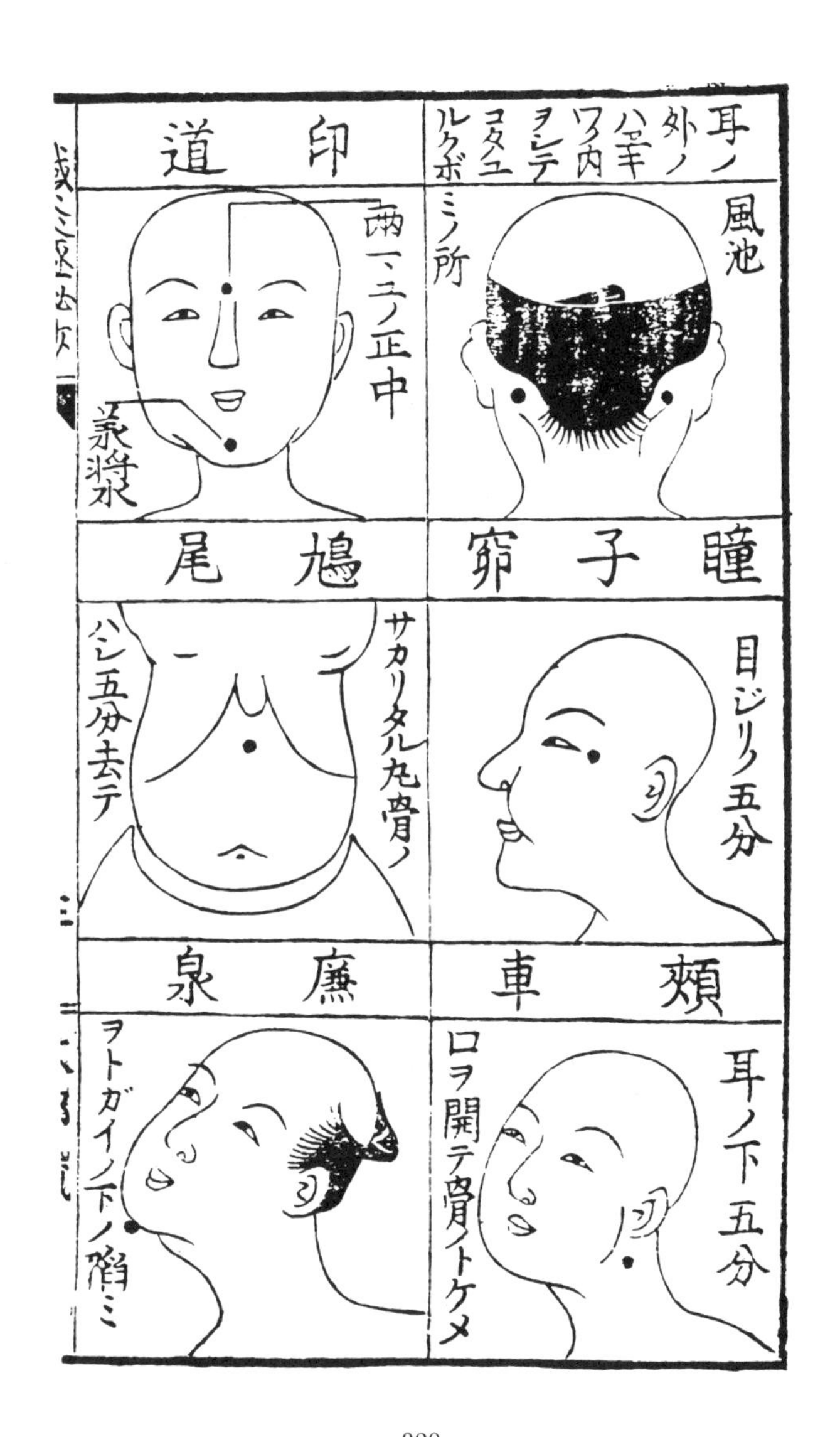

印道
両ノマユノ正中
承漿
風池
耳ノ外ノハヱギワノ内ヲシテコタユルクボミノ所
鳩尾
サカリタル丸骨ノ
ハシ五分去テ
瞳子窌
目ジリノ五分
廉泉
ヲトガイノ下ノ陥ミ
頬車
耳ノ下五分
ロヲ開テ骨ノトケメ

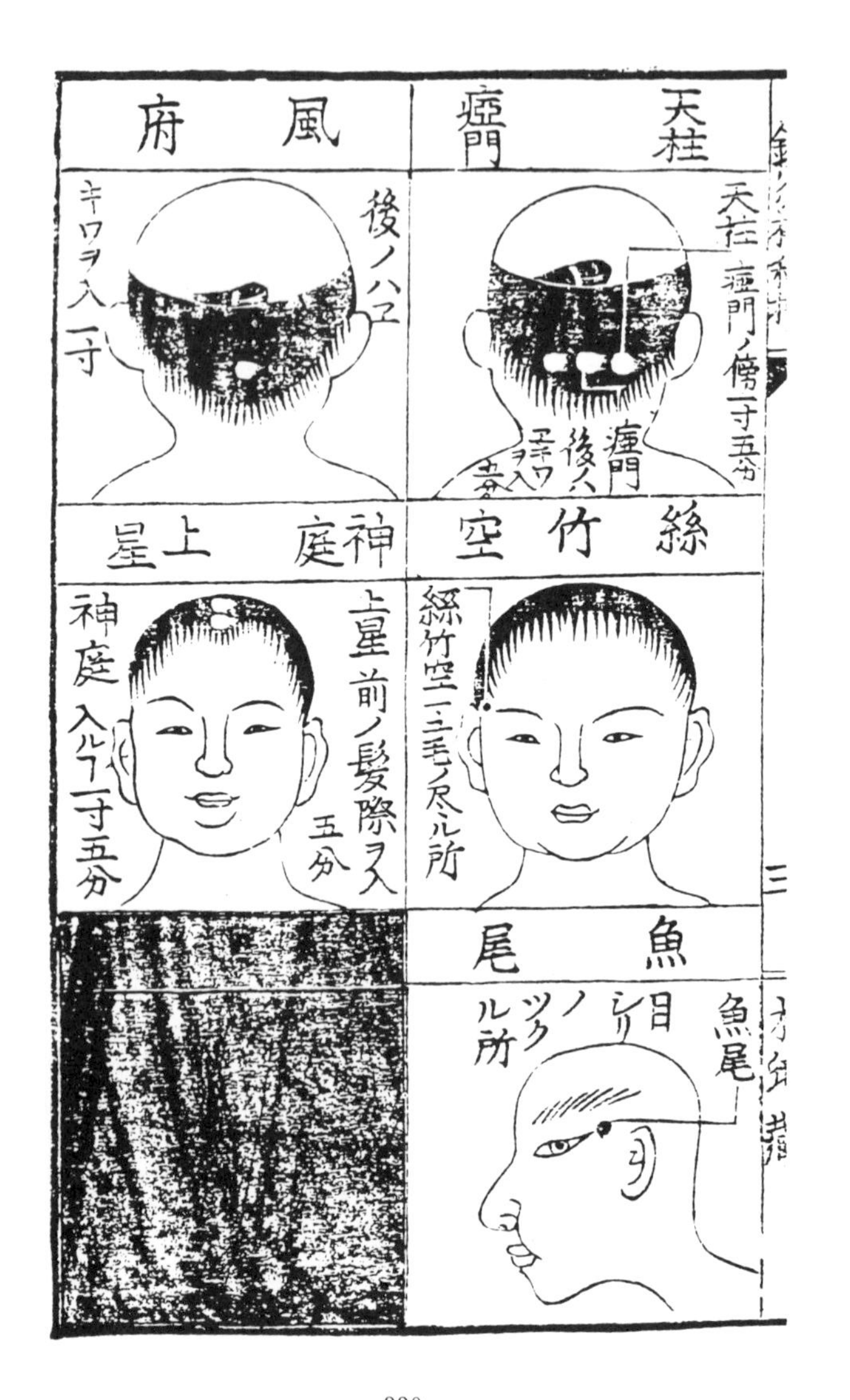

天柱
瘂門
天柱
瘂門ノ傍一寸五分
瘂門
後ハ
髮ノキワヲ入
五分
風府
後ノハエ
キワヲ入一寸
絲竹空
絲竹空ニ二毛ノ尽ル所
神庭上星
上星前ノ髮際ヲ入
五分
神庭
入ルヿ一寸五分
魚尾
魚尾
目ジリノツクル所

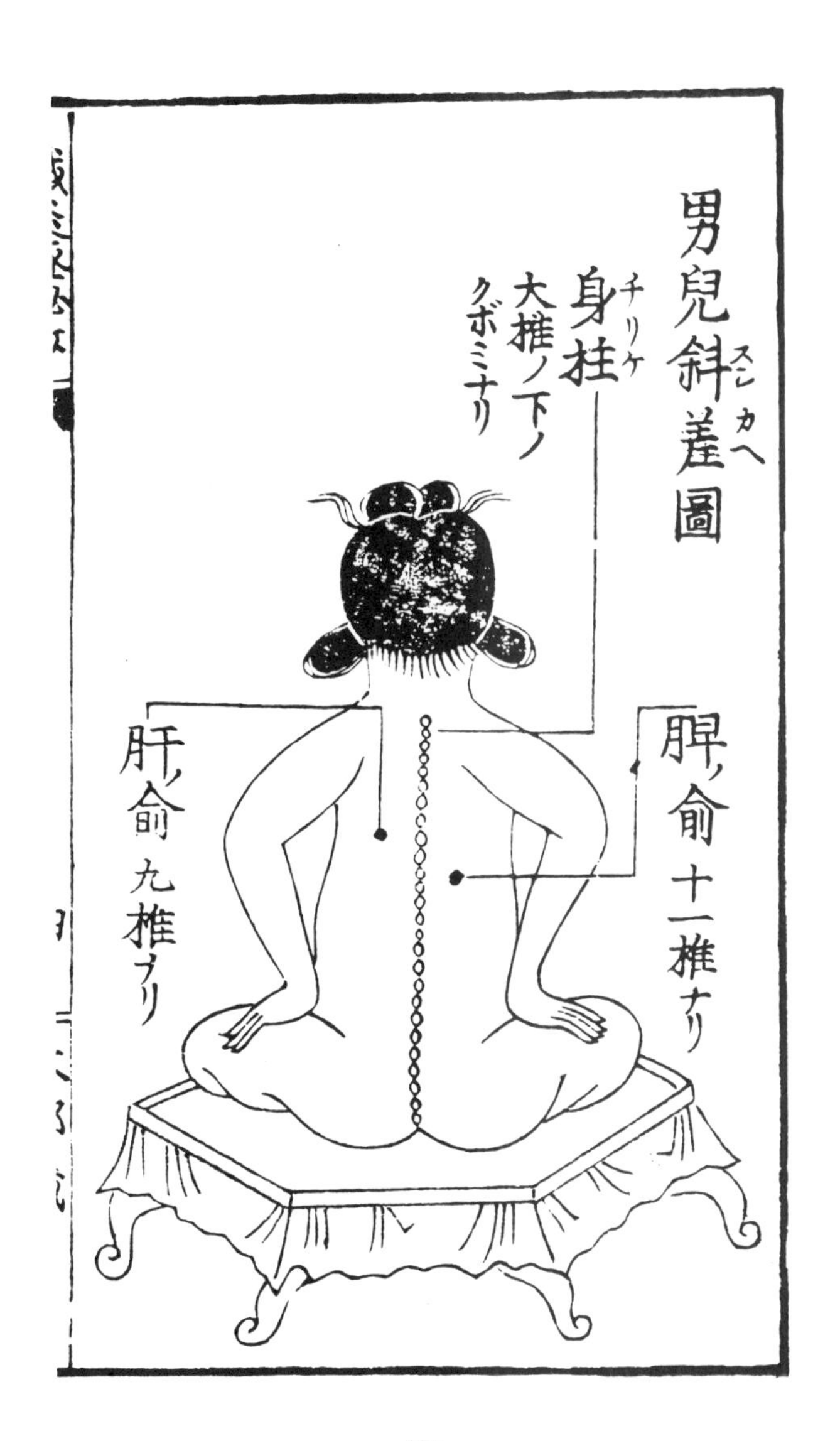
男兒斜差圖
身柱チリケ
大推ノ下ノクボミナリ
肝ノ俞 九推ナリ
脾ノ俞 十一推ナリ

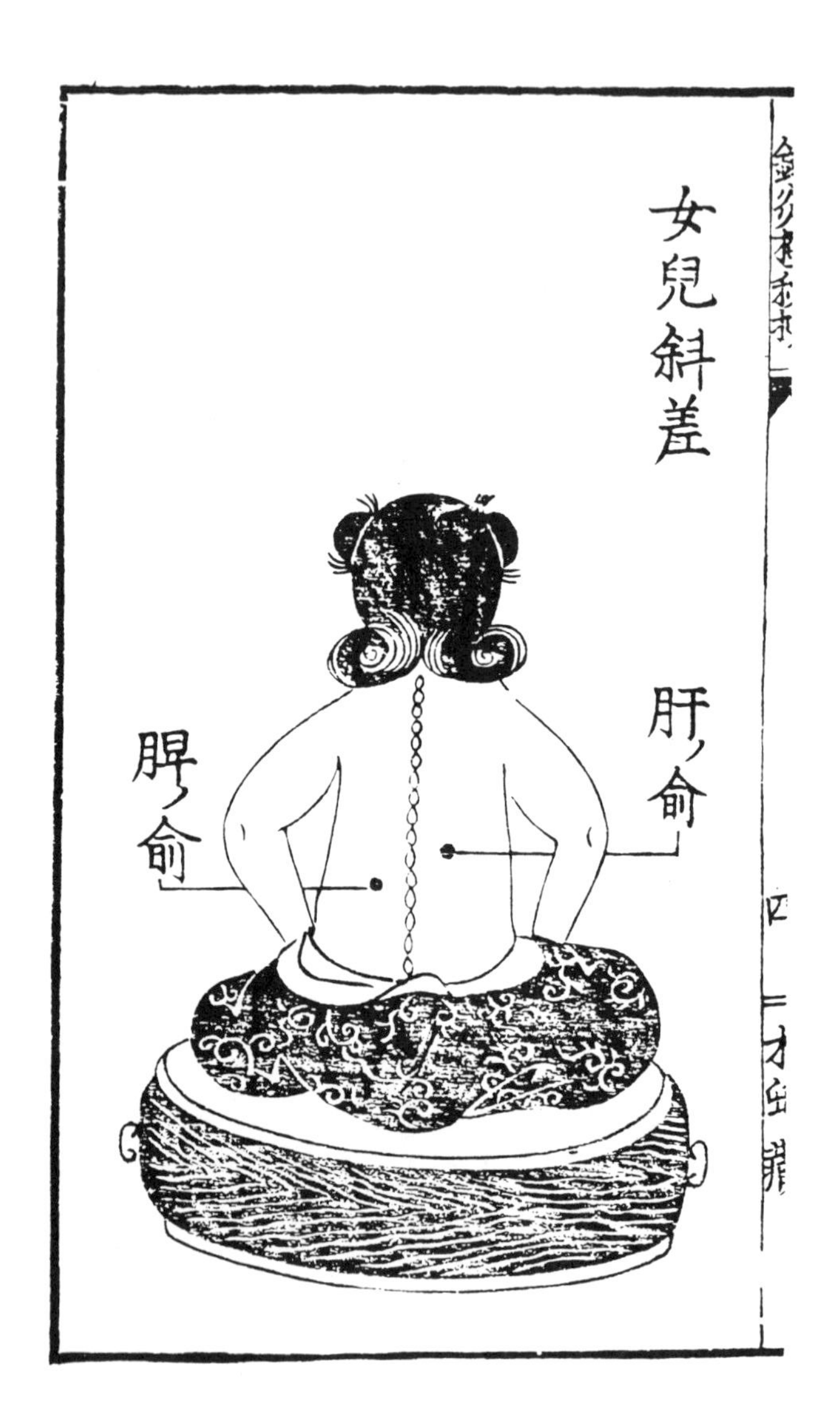
女兒斜差
肝ノ俞
脾ノ俞

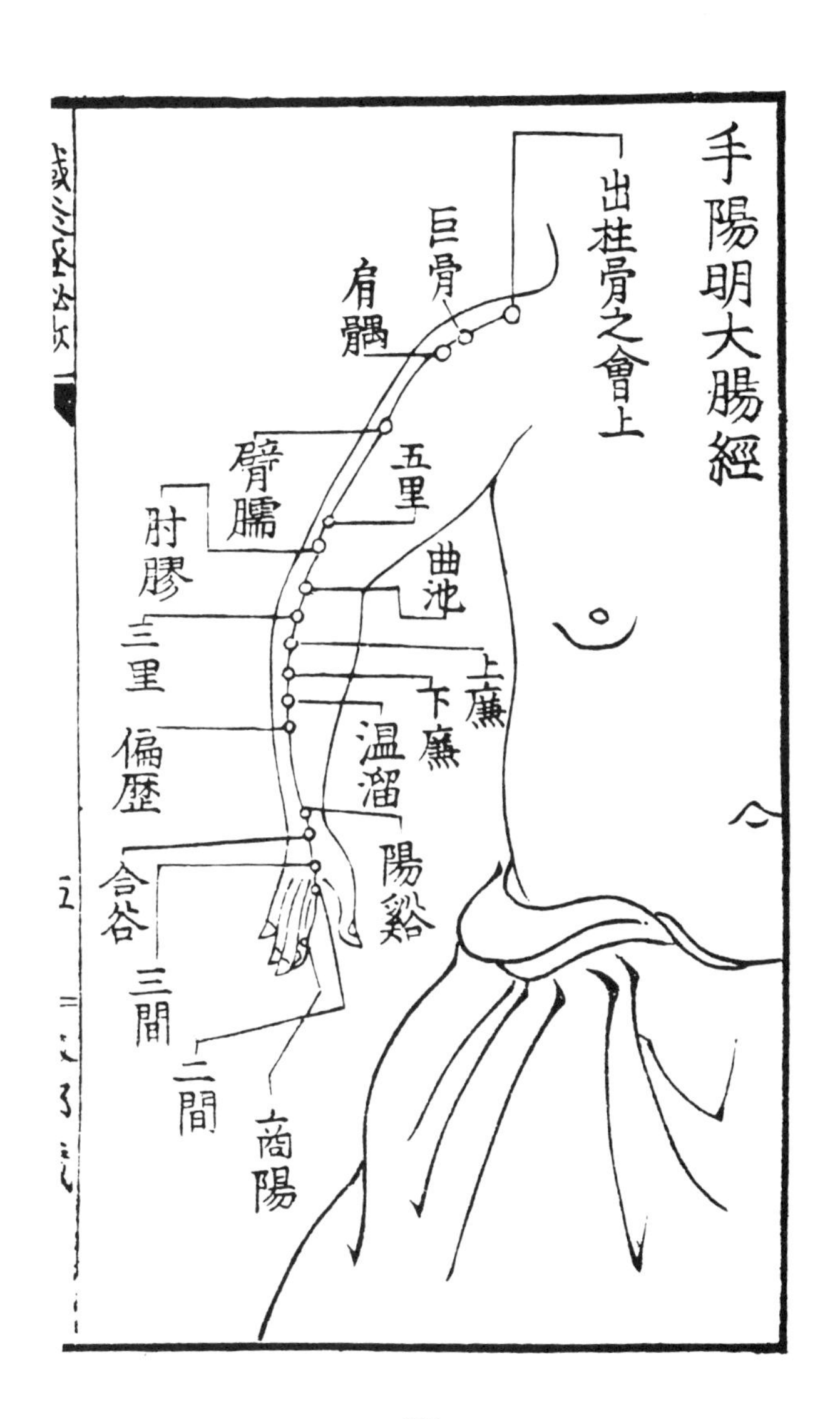

手陽明大腸經
出柱骨之會上
巨骨
肩髃
臂臑
五里
肘髎
曲池
三里
上廉
下廉
温溜
偏歷
陽谿
合谷
三間
二間
商陽

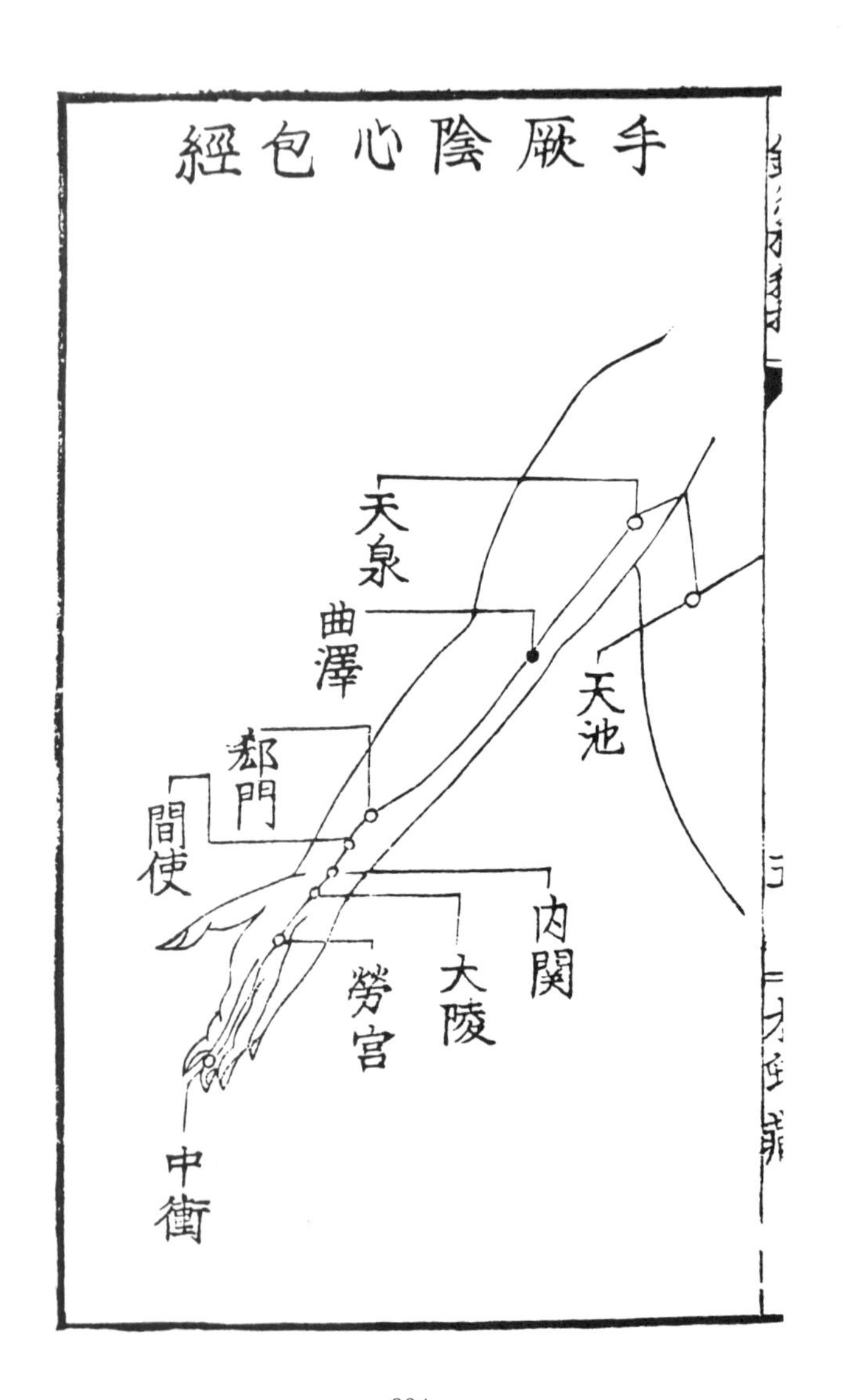
手厥陰心包經
天泉
曲澤
郄門
間使
天池
内関
大陵
勞宮
中衝

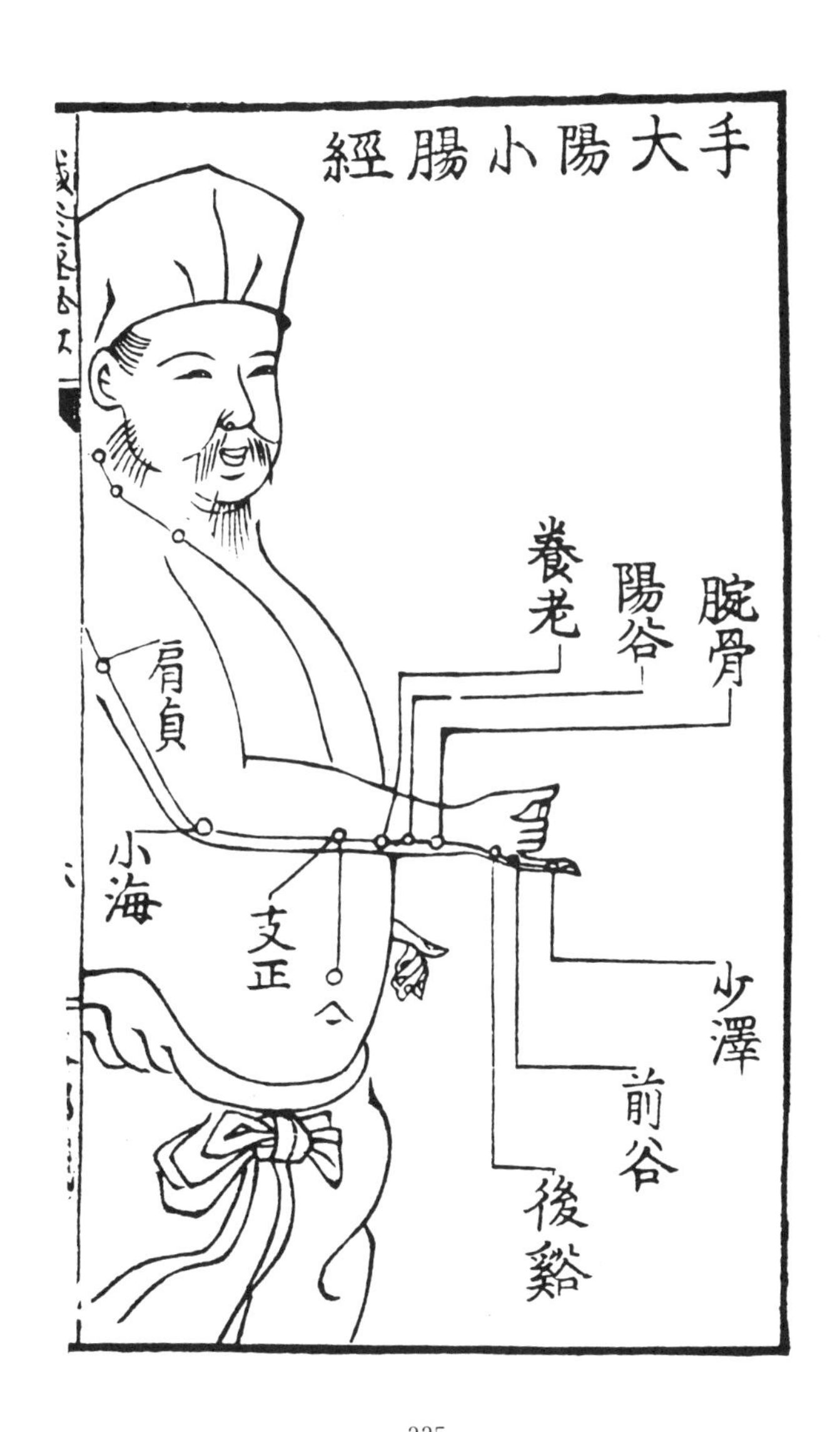
手太陽小腸經
腕骨
陽谷
養老
肩貞
小海
支正
少澤
前谷
後谿

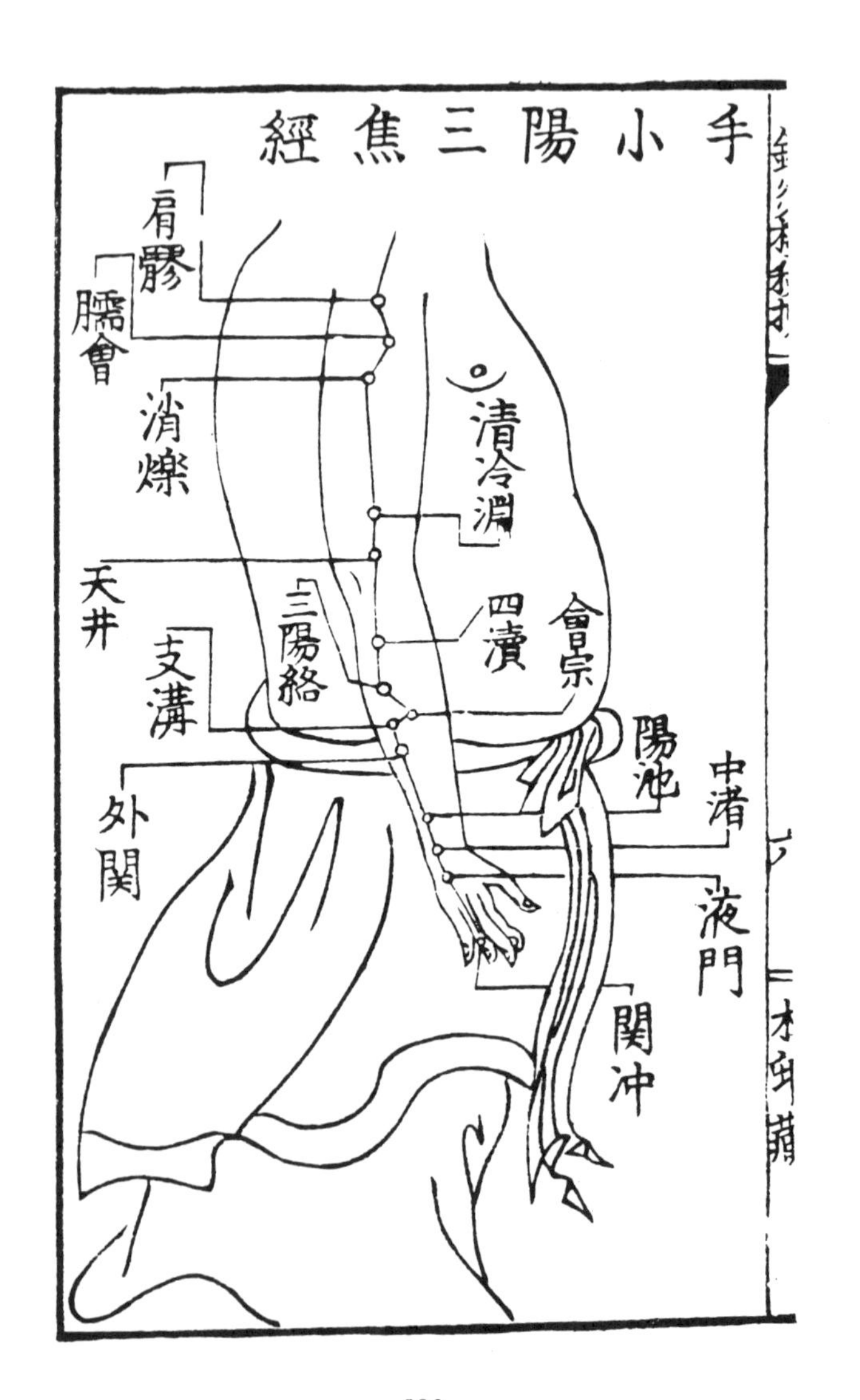
手小陽三焦經
肩髎
臑會
消爍
清冷淵
天井
四瀆
會宗
三陽絡
支溝
陽池
中渚
外關
液門
關沖

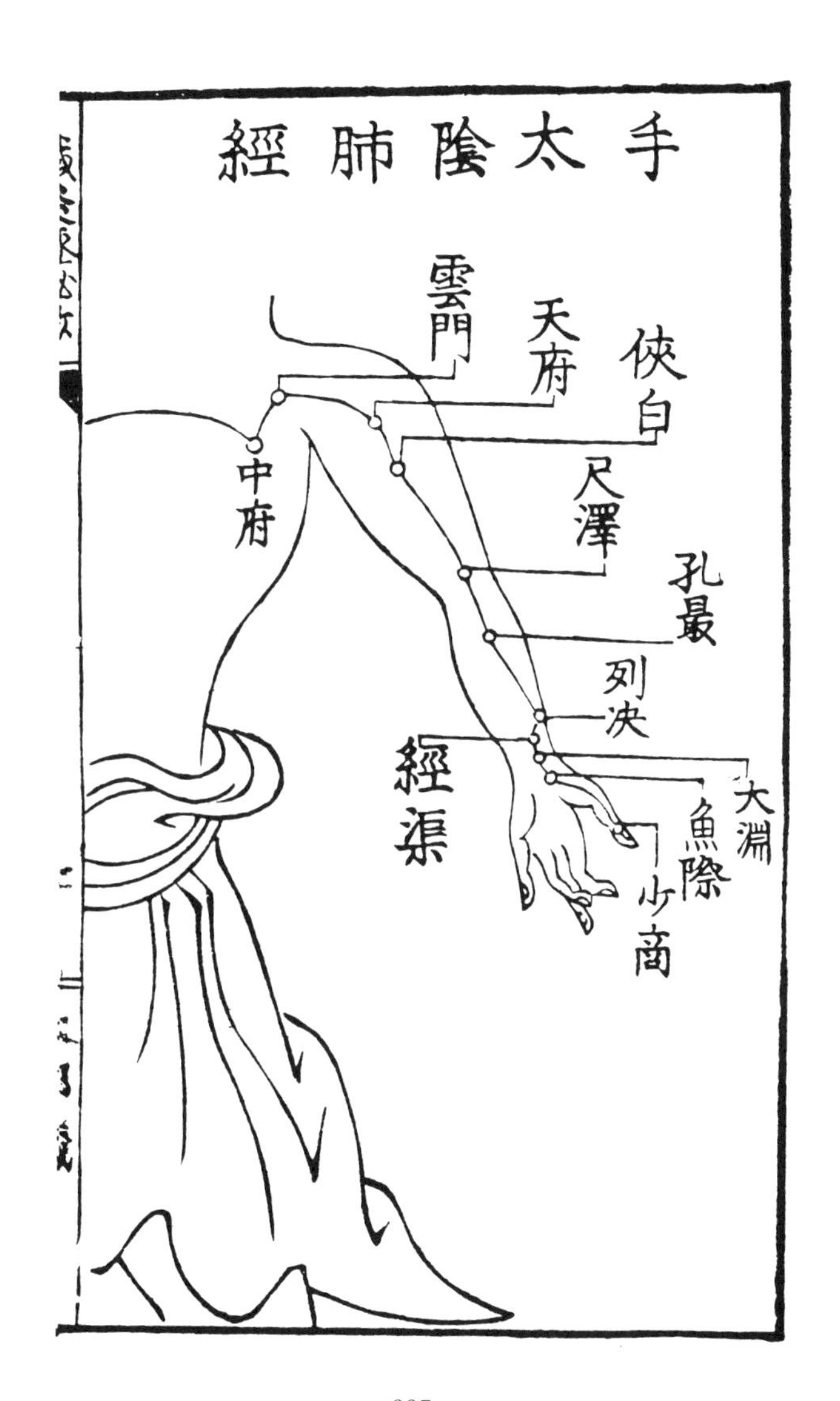
手太陰肺經
雲門
天府
俠白
中府
尺澤
孔最
列决
經渠
大淵
魚際
少商

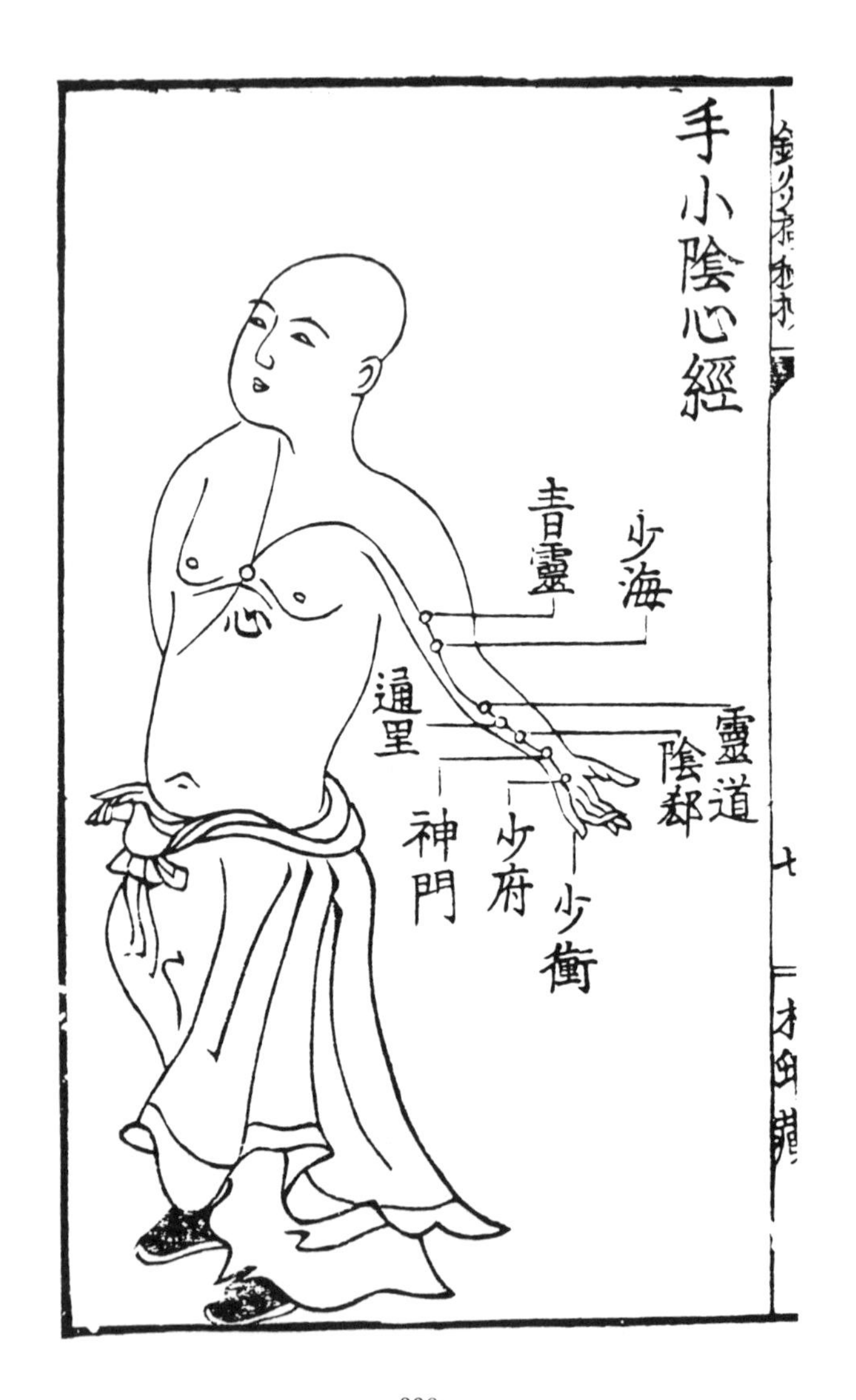
手小陰心經
青靈
少海
心
通里
靈道
陰郄
神門
少府
少衝

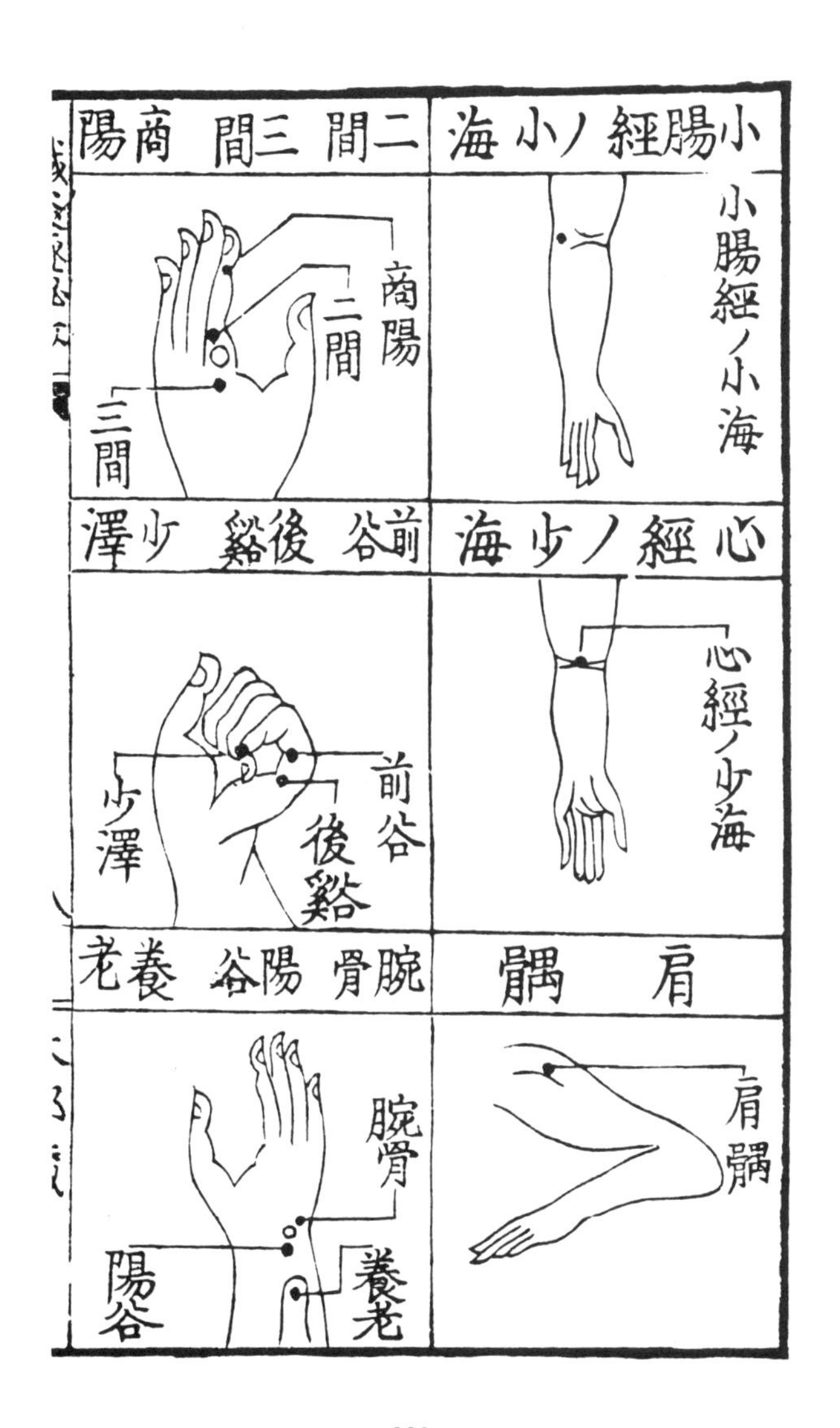
小腸經ノ小海
二間　三間　商陽
小腸經ノ小海
商陽
二間
三間
心經ノ少海
前谷　後谿　少澤
心經ノ少海
前谷
後谿
少澤
肩髃
腕骨　陽谷　養老
肩髃
腕骨
養老
陽谷

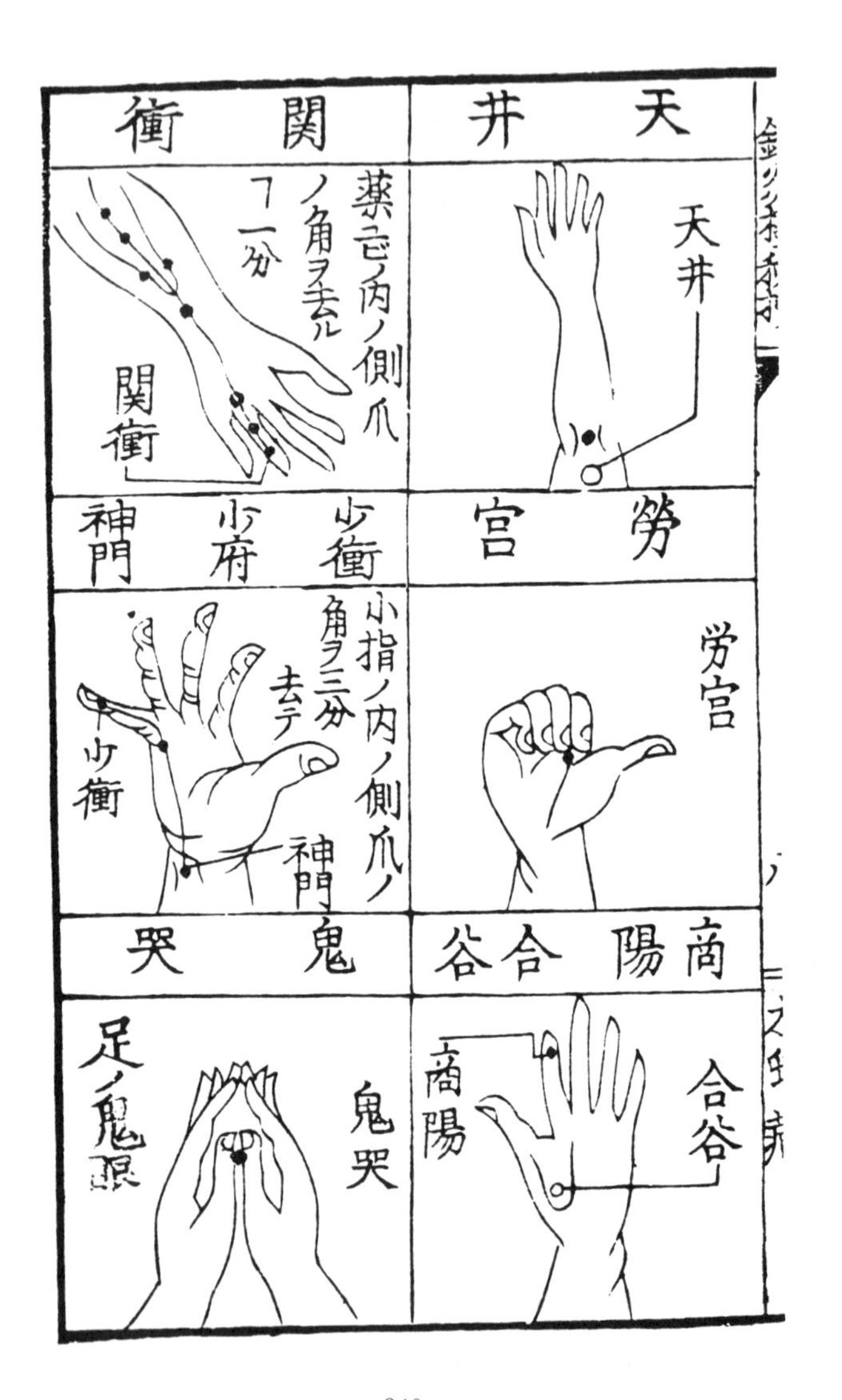
天井
天井
関衝
関衝
薬指ノ内ノ側爪ノ角ヲ去ル一分
勞宮
労宮
少衝
少府
神門
小指ノ内ノ側爪ノ角ヲ三分去テ
少衝
神門
商陽
合谷
商陽
合谷
鬼哭
鬼哭
足ノ鬼眼

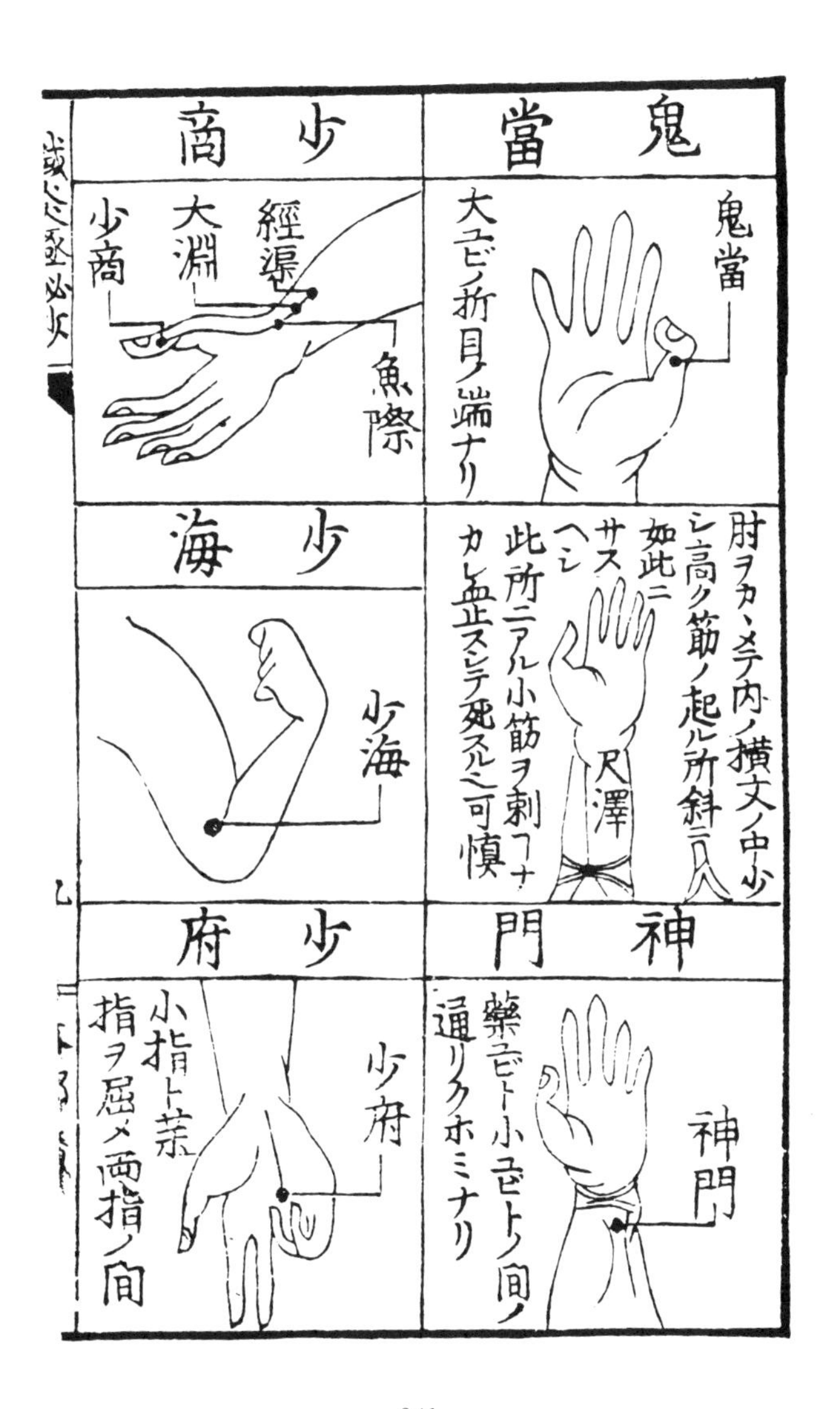

鬼當
鬼當
大ユビノ折目ノ端ナリ
少商
經渠
大淵
少商
魚際
肘ヲカヽメテ内ノ横文ノ中少シ高ク筋ノ起ル所斜ニ入
如此ニサスヘシ
此所ニアル小筋ヲ刺コトナカレ血止スシテ死スルコ可慎
尺澤
少海
少海
神門
神門
掌ユビト小ユビトノ間ノ通リクボミナリ
少府
少府
小指ト栄指ヲ屈メ両指ノ間

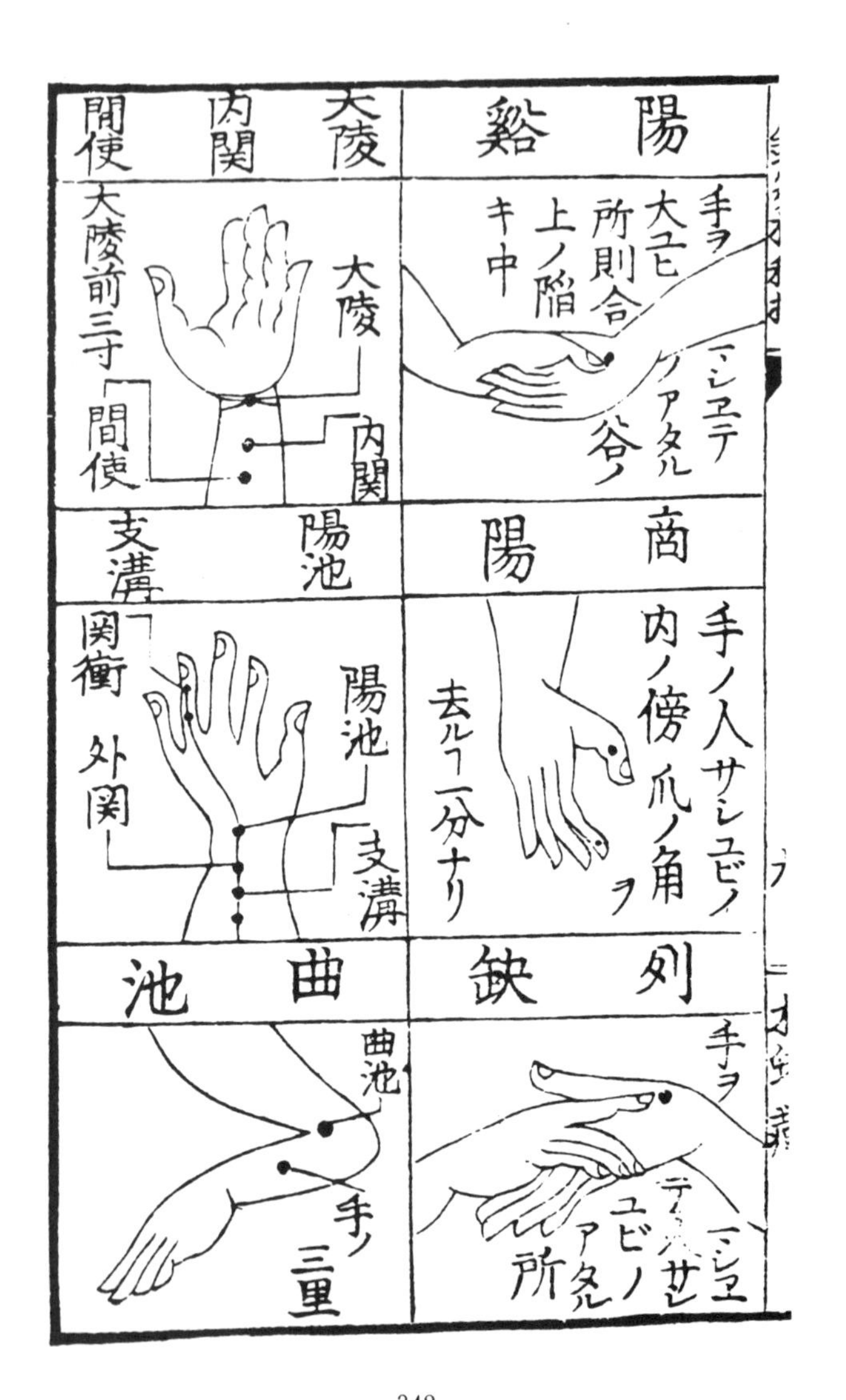

陽谿
大陵
内関
間使
大陵前三寸
大陵
内関
間使
商陽
手ノ人サシユビノ
内ノ傍爪ノ角ヲ
去ル一分ナリ
陽池
支溝
関衝
陽池
外関
支溝
列缺
手ヲ
曲池
曲池
手ノ
三里

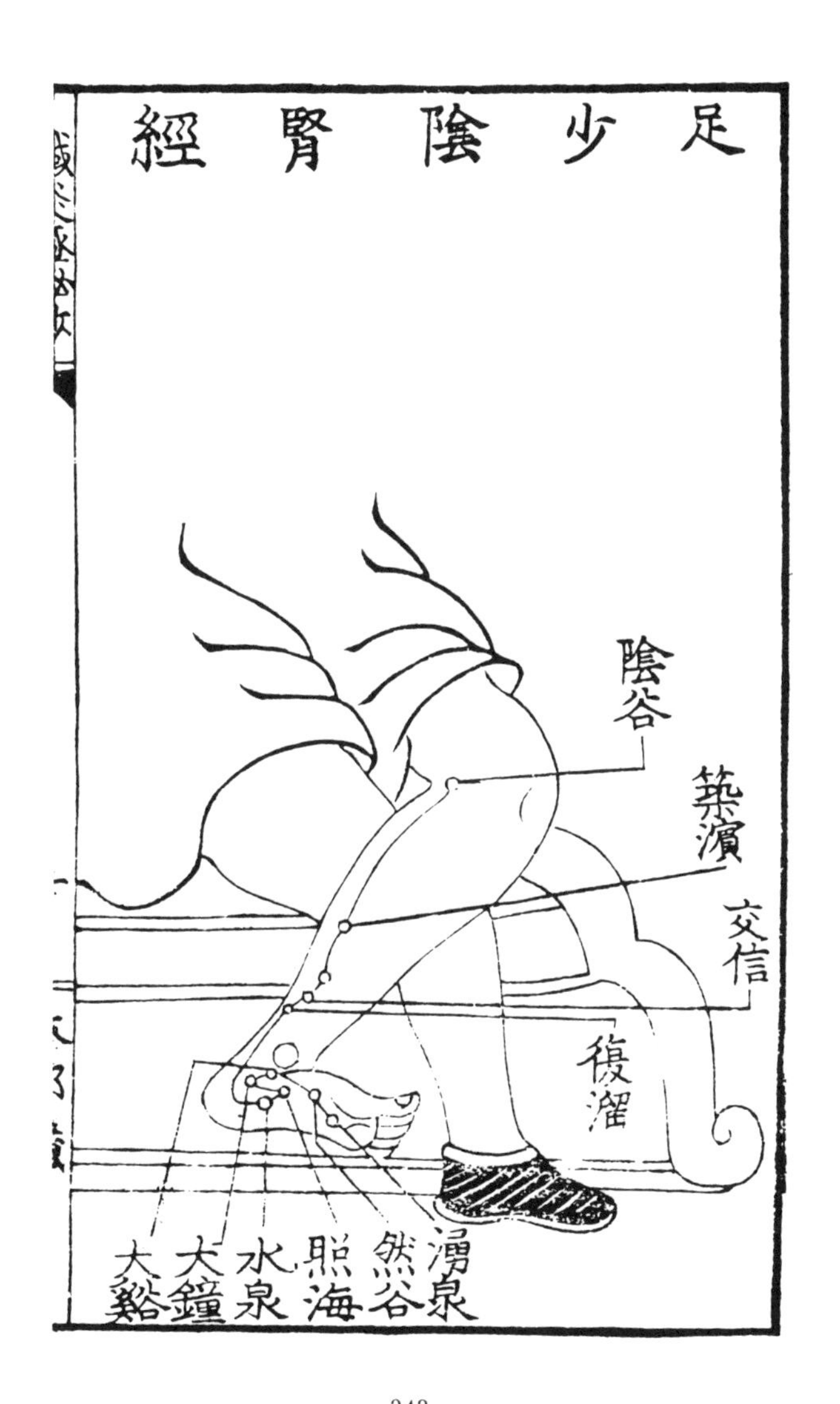
足少陰腎經
陰谷
築濵
交信
復溜
湧泉
然谷
照海
水泉
大鐘
大谿

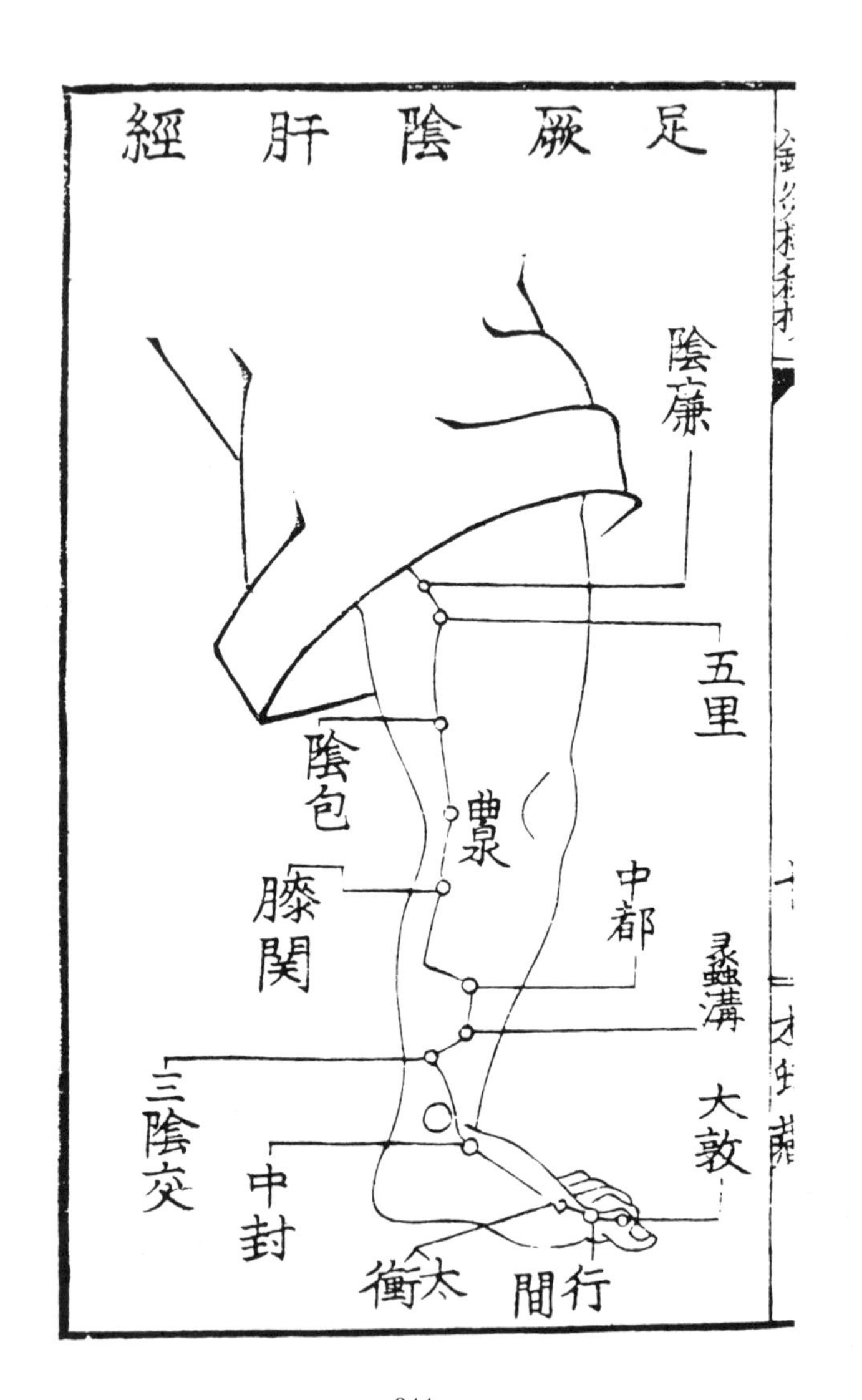
足厥陰肝經
陰廉
五里
陰包
曲泉
膝関
中都
蠡溝
三陰交
大敦
中封
太衝
行間

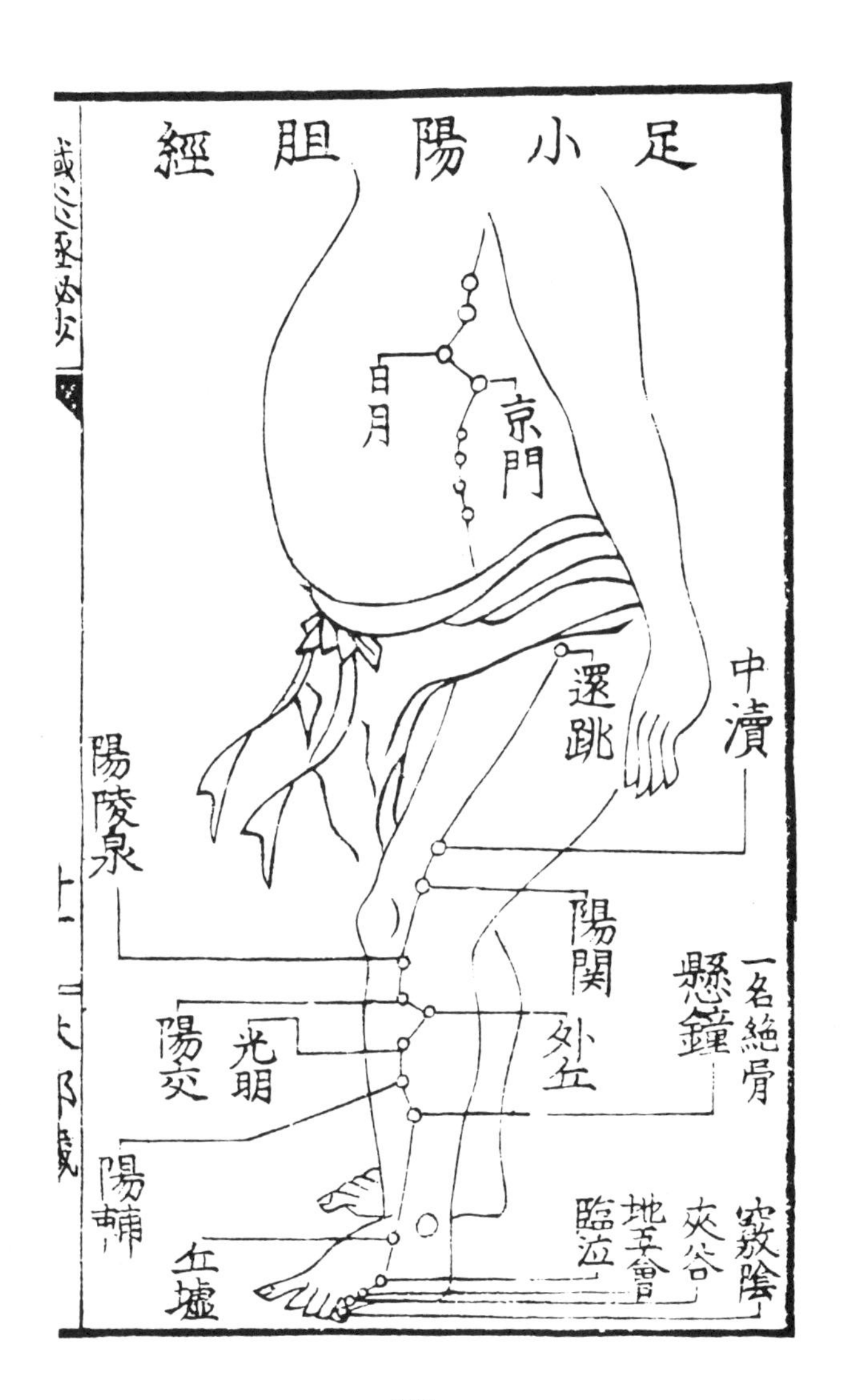
足小陽膽經
日月
京門
還跳
中瀆
陽陵泉
陽関
懸鐘
一名絶骨
外丘
光明
陽交
陽輔
丘墟
臨泣
地五會
夾谷
竅陰

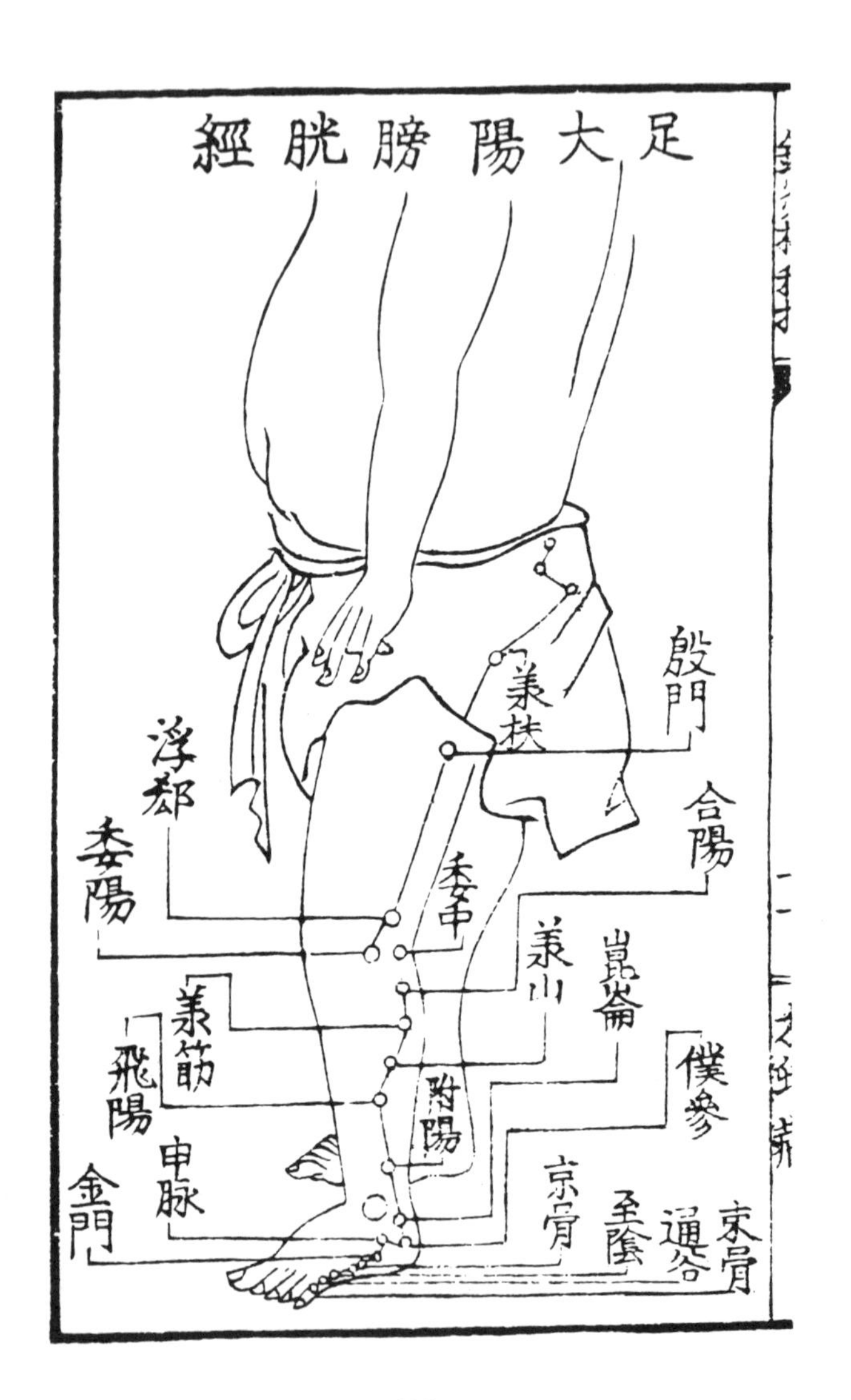
足大陽膀胱經
殷門
承扶
浮郄
委陽
合陽
委中
承山
崑崙
承筋
飛陽
附陽
僕參
申脈
金門
京骨
至陰
通谷
束骨

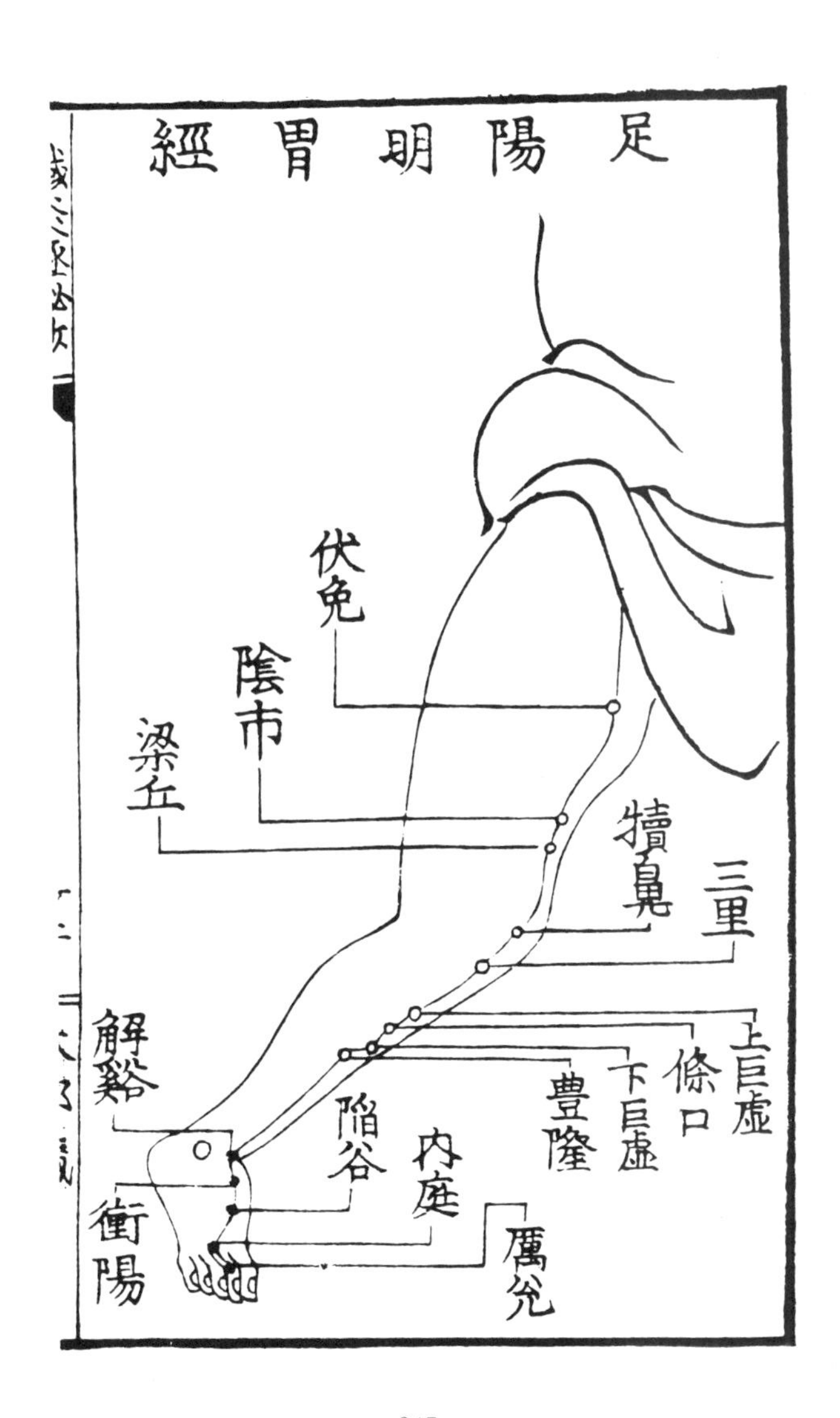

足陽明胃經
伏兔
陰市
梁丘
犢鼻
三里
上巨虛
條口
下巨虛
豐隆
解谿
陷谷
內庭
衝陽
厲兌

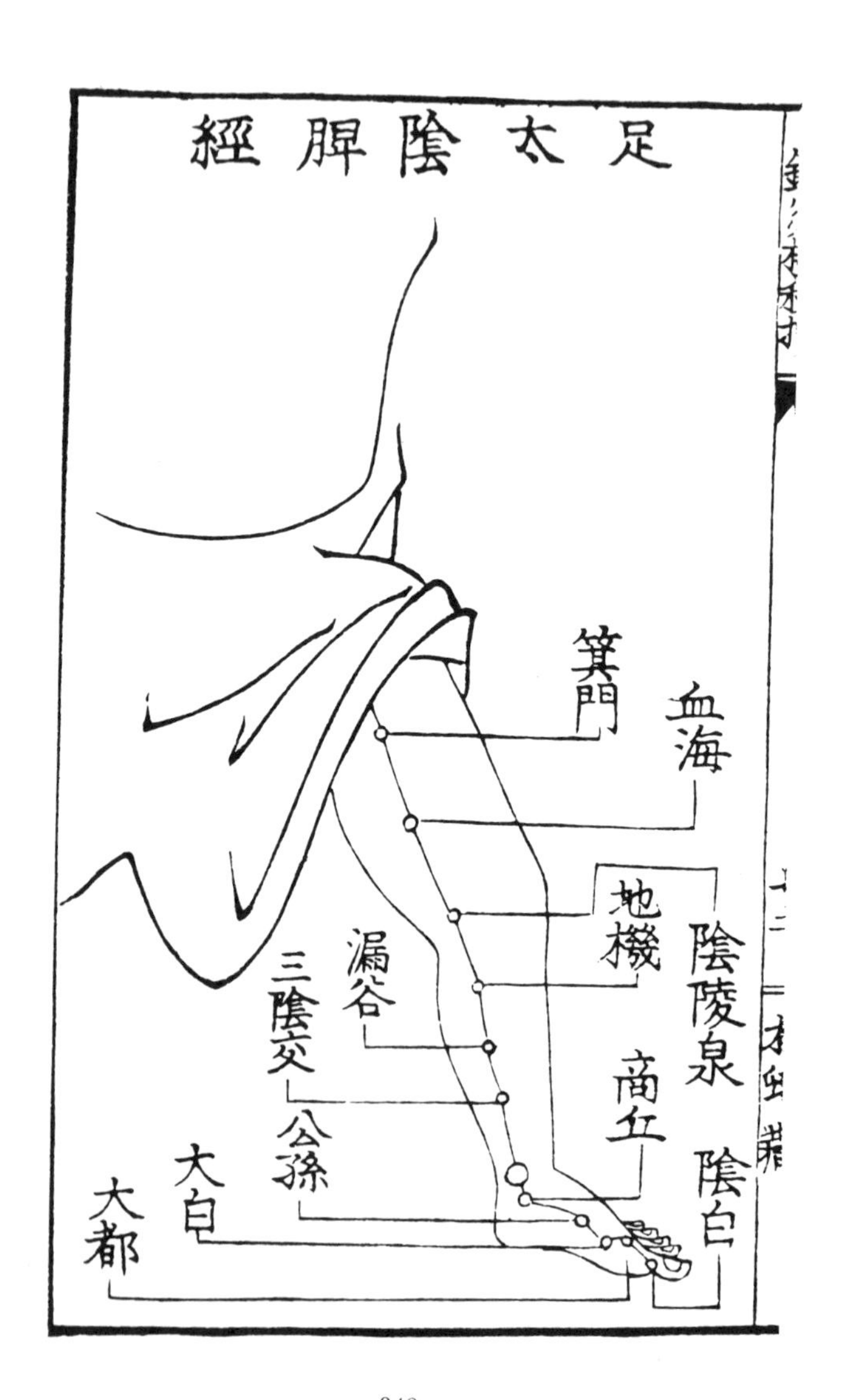
足太陰脾經
箕門
血海
地機
陰陵泉
漏谷
三陰交
商丘
公孫
大白
陰白
大都

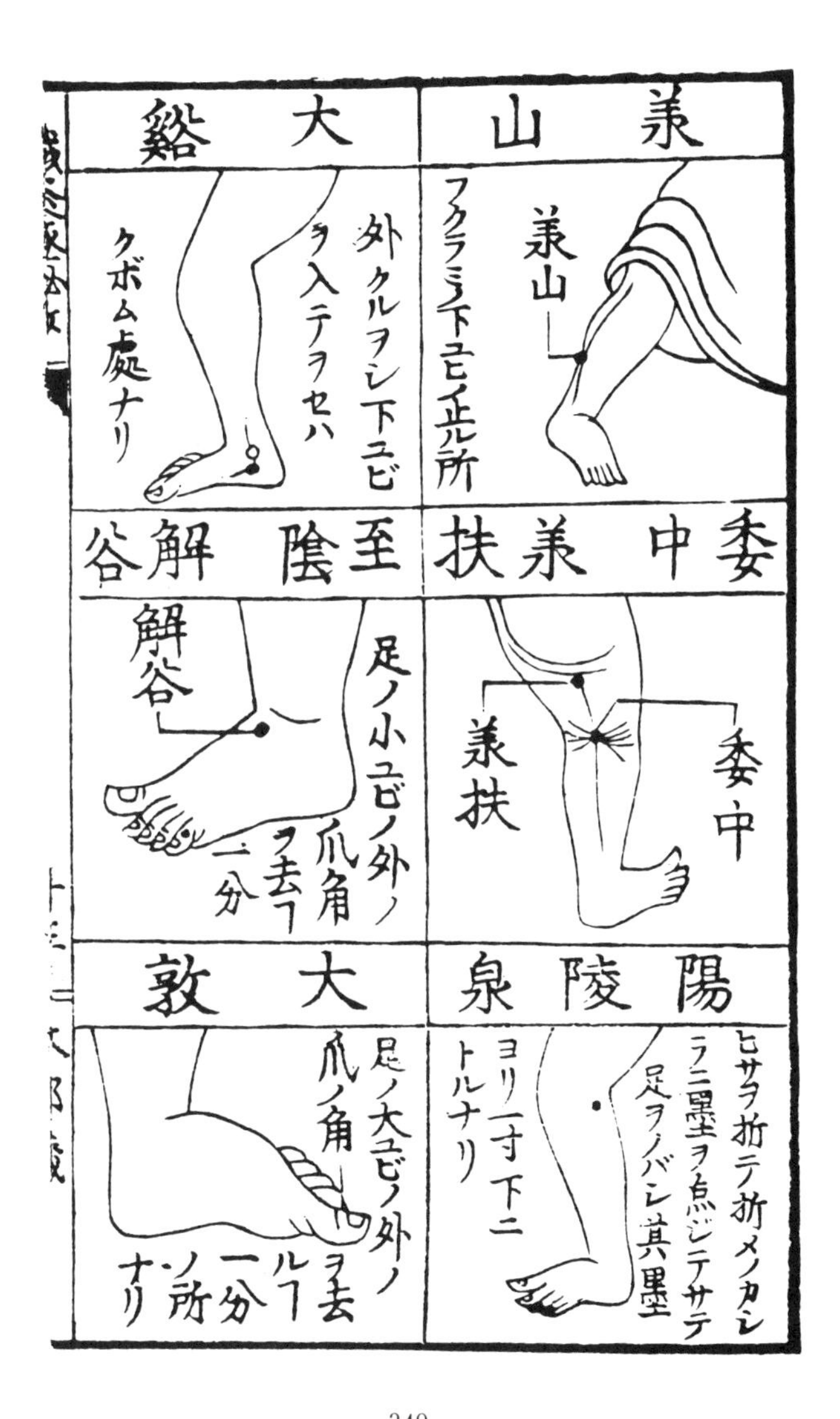
兼山
兼山
フクラミ下ユビイ正ル所
大谿
外クルヲシ下ユビ
ヲ入テヲセハ
クボム處ナリ
委中扶兼
兼扶
委中
至陰解谷
解谷
足ノ小ユビノ外ノ
爪角
ヲ去ㇾ
一分
陽陵泉
ヒサヲ折テ折メノカシ
ラニ墨ヲ点ジテサテ
足ヲノバシ其墨
ヨリ一寸下ニ
トルナリ
大敦
足ノ大ユビノ外ノ
爪ノ角
ヲ去
ルヿ
一分
ノ所
ナリ

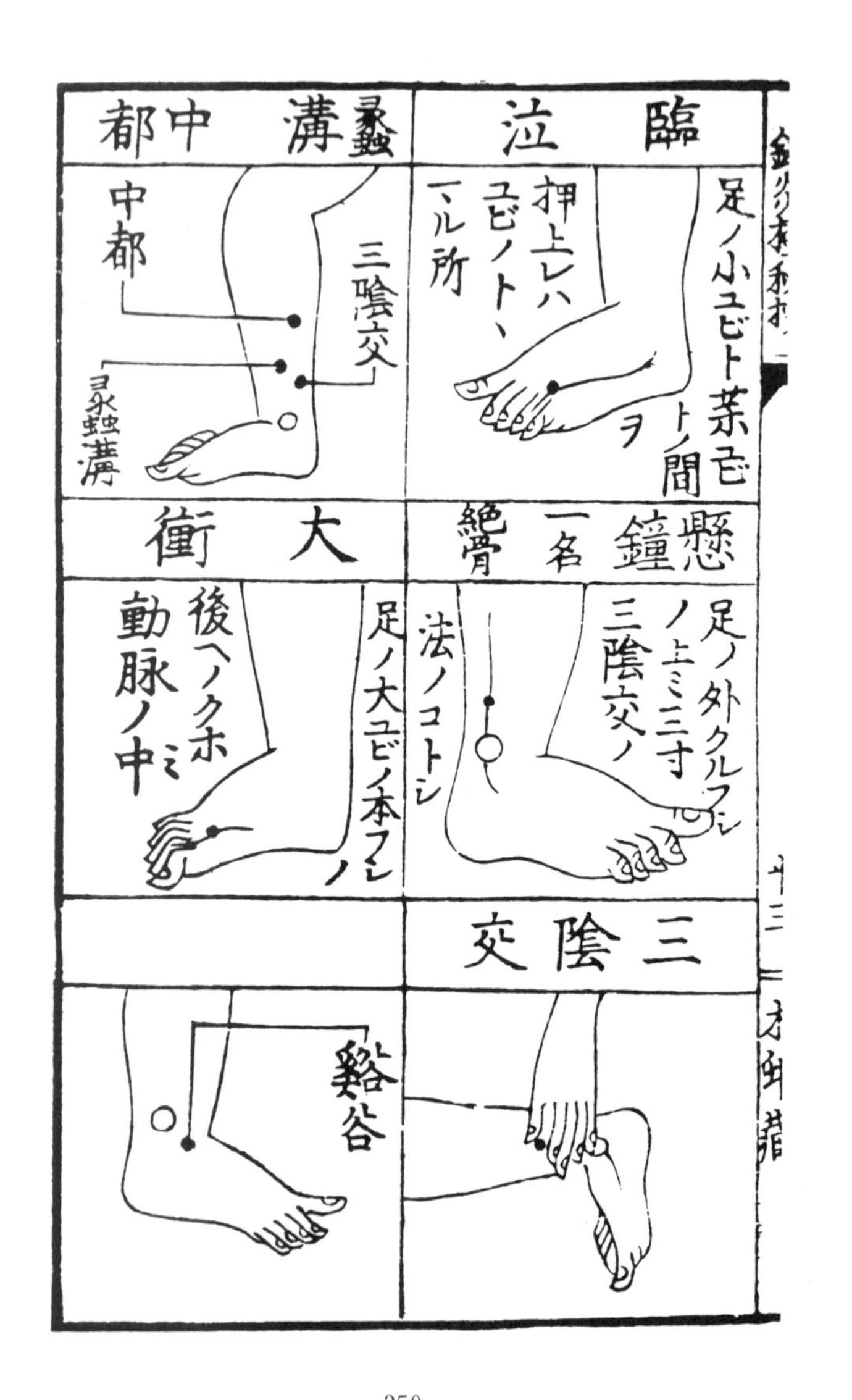
臨泣
足ノ小ユビト
トノ間ヲ
押上レハ
ユビノトヽ
マル所
蠡溝
中都
中都
三陰交
蠡溝
懸鐘
一名
絶骨
足ノ外クルフシ
ノ上三寸
三陰交ノ
法ノコトシ
大衝
足ノ大ユビノ本フシノ
後ヘノクボミ
動脈ノ中
三陰交
谿谷

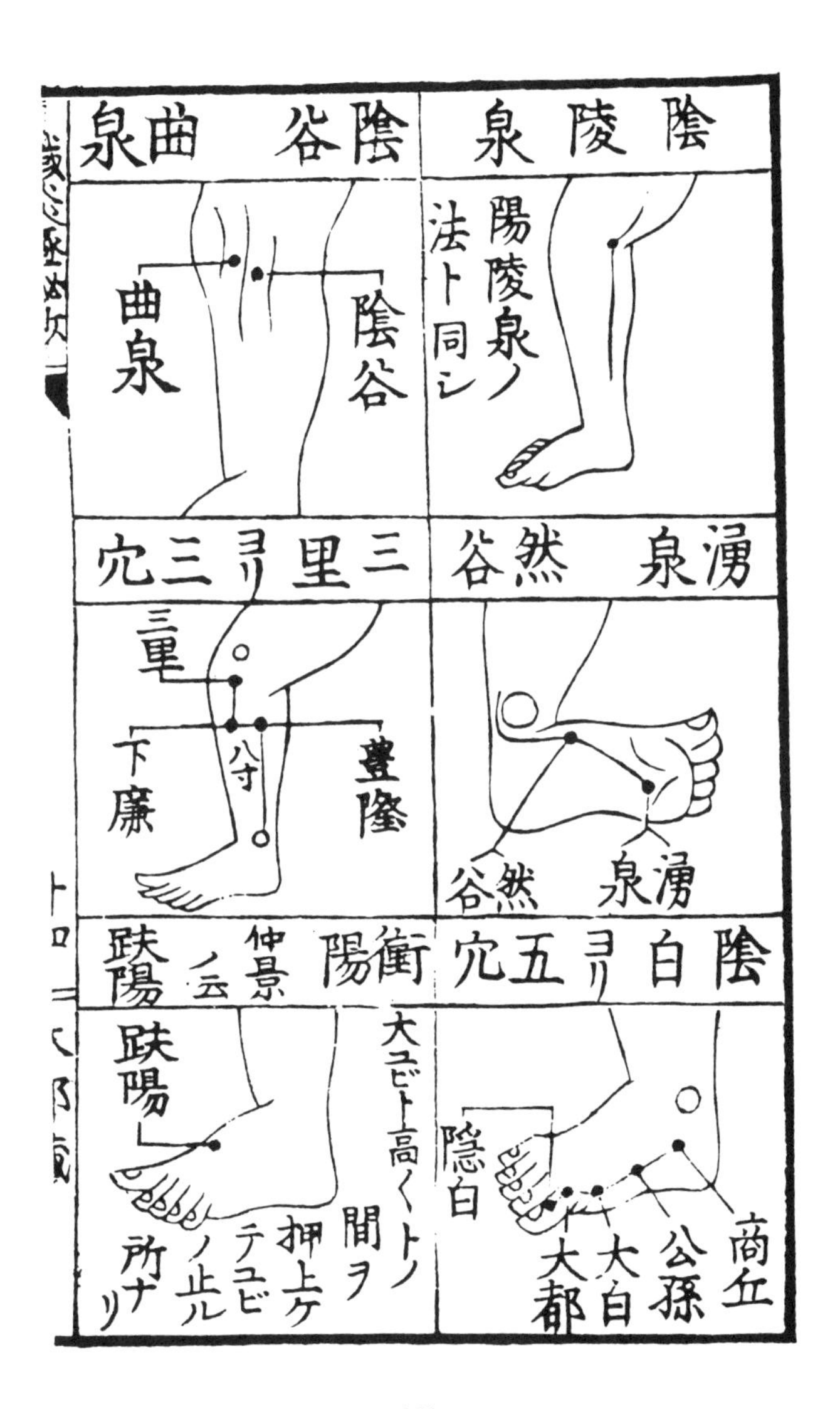

陰陵泉
陽陵泉ノ法ト同シ
陰谷 曲泉
陰谷
曲泉
湧泉 然谷
湧泉
然谷
三里ヨリ三穴
三里
豊隆
八寸
下廉
陰白ヨリ五穴
商丘
公孫
大白
大都
隠白
衝陽 仲景ノ云 趺陽
趺陽
大ユビト高クトノ間ヲ押上ケテユビノ止ル所ナリ

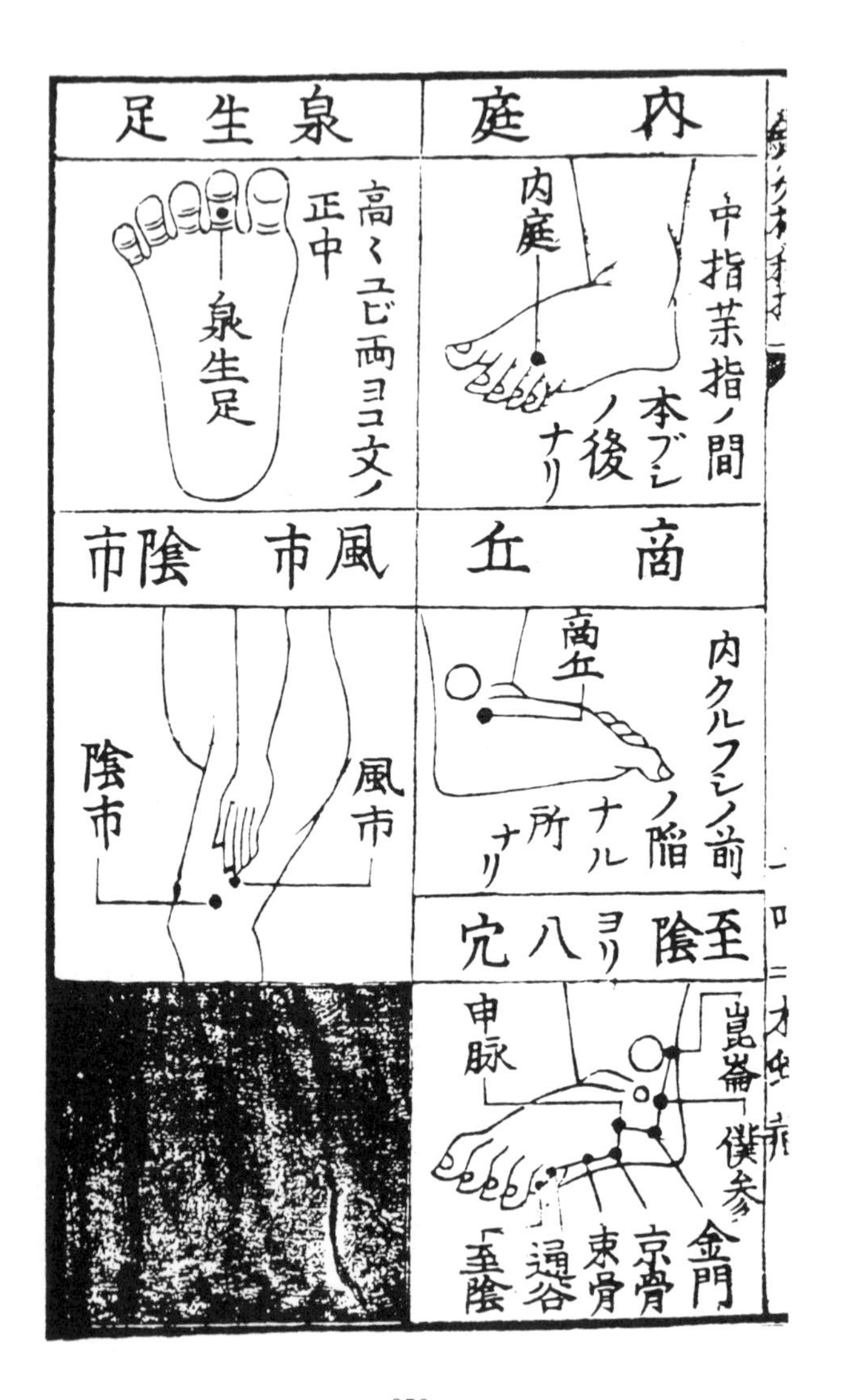
足生泉
庭内
泉生足
高くユビ両ヨコ文ノ正中
内庭
中指茉指ノ間本ブシノ後ナリ
市陰
市風
丘商
陰市
風市
商丘
内クルフシノ前ノ陥ナル所ナリ
至陰ヨリ八穴
申脈
崑崙
僕参
金門
京骨
束骨
通谷
至陰

凡物皆是多方所宜而後

乎臨摹乎惟而成胸是精

一心中而至乎庭變技窮

交敗物無益逢背誇皆

而論詩乎雅哉余何木

又

子悟雪精於鐵筆嘗試刺
於西安數年所獲碑亦多
罗東馬所傳之出今修注
手書隸飾以己意錄為一
小冊之也病痕重子孫

穴明蒲從於懷袖而於擒
閱而得稱而不生悟學者
夫手所受授焉深源最為
可辨實詳于台輔先生序
中藏不假數焉哉能成

戲於西安

東巽

孫晁明

安永九年庚子五月

平安書林

堀川通錦小路上ル町
西村市郎右衛門

堀川通六角下ル町
中川藤四郎

二條通柳馬場東エ入町
林伊兵衛

【註解者略歴】

荒木　ひろし

1949年　鹿児島に生まれる。
1975年　学習院大学大学院人文科学研究科修士課程修了（東洋史専攻）。
1981年　東洋鍼灸専門学校卒業。
（74年故・荒木正胤の次女・せいと結婚。80年以後、正胤師の著述の整理にかかわり『日本漢方の特質と源流』、『漢方問答』（東洋医学の世界、食養生の思想）、『暮らしの漢方』を編纂。北里研究所附属東洋医学総合研究所医史学研究室客員研究員を経て、現在は荒木正胤遺徳会代表。日本医史学会会員、東亜医学協会会員。）

鍼灸極秘抄　〔新装版〕

2015年5月20日　第1刷発行©

原著者　木村　太仲
註解者　荒木ひろし
発行者　谷口　直良
発行所　（株）たにぐち書店
〒171-0014
東京都豊島区池袋2-69-10
TEL.03-3980-5536　FAX.03-3590-3630
http://t-shoten.com　　http://toyoigaku.com